YANG HAO XIN NIANQING 20 SUI

心为君主之官 养生先养心

养好心
年轻20岁

杨力 主编 | 中国中医科学院教授、博士生导师
中医心血管病专家
中央电视台《百家讲坛》特邀专家

中国纺织出版社有限公司

图书在版编目（CIP）数据

养好心　年轻20岁/杨力主编 . --北京：中国纺织出版社有限公司，2021.6（2023.3重印）

ISBN 978-7-5180-8304-6

Ⅰ . ①养⋯ Ⅱ . ①杨⋯ Ⅲ . ①补心－基本知识 Ⅳ . ① R256.2

中国版本图书馆 CIP 数据核字（2021）第 016192 号

主　编　杨　力

编委会　杨　力　石艳芳　张　伟　赵永利　石　沛
　　　　王艳清　马中月　杨　丹　余　梅

责任编辑：傅保娣　　责任校对：王蕙莹　　责任印制：王艳丽

中国纺织出版社有限公司出版发行
地址：北京市朝阳区百子湾东里 A407 号楼　邮政编码：100124
销售电话：010－67004422　传真：010－87155801
http://www.c-textilep.com
中国纺织出版社天猫旗舰店
官方微博 http://weibo.com/2119887771
天津千鹤文化传播有限公司印刷　各地新华书店经销
2021 年 6 月第 1 版　　2023 年 3 月第 2 次印刷
开本：710×1000　1/16　印张：12
字数：184 千字　定价：49.80 元

凡购本书，如有缺页、倒页、脱页，由本社图书营销中心调换

养生先养心

扫一扫，看视频

　　心脏是人体的发动机，心脏的健康决定着身体的好坏和寿命的长短。中医认为，心为君主之官，影响和决定着五脏的安危，正如《黄帝内经》所说："主明则下安，主不明则十二官危。"尤其心脑血管疾病是生命的第一杀手，百病由心生，所以养生先养心。再则心养好，神安气足，因为人的心包括气血之心和神明之心。气血之心指胸腔里的心脏，血管决定心脏健康。保护心脏，从血管着手。神明之心在大脑，心主血、心藏神，心脑不衰则全身不衰，这就是心脑相通、心养好脑不衰的原因。总之，心康脑强人年轻，养好心让人更年轻。

　　本书从饮食、运动、睡眠、经络、药食及生活方式等诸方面着手，尤其加强控制"三高"，紧紧抓住心脏的源头保护心脏。还遵循《黄帝内经》："心者，五脏六腑之主也，故悲哀忧愁则心动，心动则五脏六腑皆摇。"强调精神养心。总之，目的是让人年轻又长寿。

　　全书深入浅出，通俗易读，是一本从养护心着手，让人更年轻、更长寿的好书，广大读者一定会爱不释手。

　　最后，祝14亿中国人健康长寿100岁！

杨力

2020年10月1日于北京

目录

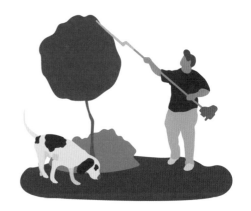

第二章　心好脏腑安，气血通人年轻

第三章　心脑相通，心养好脑不衰

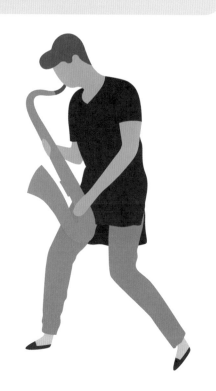

第六章　特效食材，吃出健康美丽好身心

第七章　要想心不老，动一动不能少

心是人体的"君主"，管辖全身器官

中医认为，全身所有的脏腑中心是"君主之官"，是皇帝的位置。我们身体的各个部位在心这个"君主"的指挥下各自分工合作，维持正常的生命活动。

人体的生命活动，离不开心的主导

人体器官之所以能够顺利地进行生命活动，都是因为有心在主导。比如说肺是"宰相"，通过呼吸调动气来辅佐心；肝是"大将军"，为心冲锋陷阵、解毒救难；脾胃管"粮仓"，主要负责消化食物，给身体供给营养并贮存营养；小肠对食物进一步消化吸收；大肠向体外排毒；肾负责身体的水液调节；膀胱管水道，排尿液……这些都离不开心的主导。

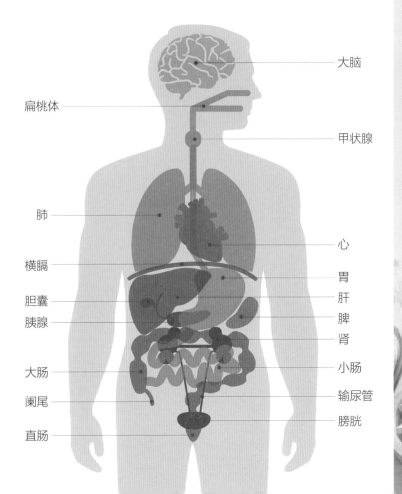

扁桃体

肺

横膈

胆囊

胰腺

大肠

阑尾

直肠

大脑

甲状腺

心

胃
肝
脾
肾

小肠

输尿管

膀胱

心为君主之官：心安体健人年轻

心是怎么当上"君主"的

心是怎么当上这个"君主"的，它究竟有什么功能呢？心成为"君主之官"，是由其强大的功能所决定的，很明显的一点就是，心通过不断跳动为全身带来能量，心停止跳动的话，生命也就不复存在了。

心的功能，主要是藏神和主血两方面。心产生出元神，可以调控全身的各项活动。就如同电脑里面的程序代码一样，指挥整个电脑的运行。人生病时有强大的自我修复能力，这就是在心的指挥下完成的。血的重要性也很好理解，人的五脏六腑都需要血的灌溉滋养才能各守其职，没有了血，生命也就不存在了。

百病皆由心生

我们所产生的各种疾病，大多是因为不能平心静气，气血瘀滞的原因。养心可疏通气血，调节气机升降，平衡气血阴阳，改善身体内环境，从而达到防治疾病的目的。

不好好保护自己的心，整个身体都会处在危险之中

《黄帝内经》把人体的五脏六腑命名为十二官，心为君主之官。它这样描述心："心者，君主之官也，神明出焉……故主明则下安……主不明则十二官危。"将我们的身体比作一个国家，身体能够正常进行生命活动都要靠心的统帅。

那"主不明则十二官危"是什么意思呢？大家知道商朝的亡国之君商纣王，他宠幸妲己，酒池肉林，荒淫无度，搜刮民脂民膏，对黎民百姓乃至国家的重要官员都肆意杀戮。那他最终的下场是什么呢？国破家亡。身体也是一样，不好好保护自己的心，整日思虑过多、暴饮暴食、起居无度、运动不当，一旦超过其可承受的负荷，使心失去清明，导致所谓的"君主不明"，那么整个身体都会处在危险之中。

杨力提示	《黄帝内经》对人体脏腑的描述
· 心者，君主之官，神明出焉。肺者，相傅之官，治节出焉。 · 肝者，将军之官，谋虑出焉。胆者，中正之官，决断出焉。 · 膻中者，臣使之官，喜乐出焉。脾胃者，仓廪之官，五味出焉。	· 大肠者，传导之官，变化出焉。小肠者，受盛之官，化物出焉。 · 肾者，作强之官，伎巧出焉。三焦者，决渎之官，水道出焉。 · 膀胱者，州都之官，津液藏焉，气化则能出矣。

● 调养身体，要从养心开始

心脏不停地跳动，为人体各个部位提供养分，如果心脏出问题，其他器官必定会受到影响。心脏统领其他器官共同工作，确保人体能进行各种生命活动，如同皇帝管理文武大臣。"文武大臣"工作出现问题，人体就会生病，但归根结底是"皇帝"没有管理好。也就是说，心出现异常，会导致众多疾病的出现。所以中医有"百病皆由心生"的观点，认为调养身体需要从养心开始。

人的颜值好坏和心相关

心功能差的人，往往精神萎靡、面无血色，就像秋天的枯草，毫无生机；心功能强的人，往往面色红润、神清气爽，就像是春天的草木，充满生机。

● 气血足了，人就有精神

中医认为，心主血脉，是指心有推动血液在脉管内运行的作用，即心气的作用。脉环接于心，在心的主宰、控制下，以心气为动力，以血液为物质基础，以脉管为通道，从心—脉—血的循环大系统中濡养五脏六腑、四肢百骸。

心气的强弱可以从脉象、面色上反映出来。如心气旺盛，血脉充盈，则脉和缓有力，面色红润，即"其华在面"；心气不足，血脉空虚，则脉细弱或节律不整，面色苍白；如果心血瘀阻，则可出现心胸闷痛，颜面、唇甲青紫等现象。

● 面色和心的对应关系

面色红润光泽、气色好——心气旺盛、血脉充盈。

面色淡白无华、没血色——心血不足。

面色灰黯青紫、枯晦而无光泽，重者出现青紫——心脉被瘀血所阻。

● 常按心俞穴，解决面色苍白

在人体腰背部的足太阳膀胱经上，分布着一组很特殊的穴位，中医称之为腧穴。它既是督脉之气通于足太阳经，并输注于内脏的部位，又是各个脏腑之气通达于体表的部位。输注于心者，称为心俞穴。

面色苍白、缺少光泽，一般与心有关，可取心俞穴进行调理。

精准取穴：在上背部，第5胸椎棘突下，后正中线旁开1.5寸。

操作方法：除拇指外，四指并拢，在心俞穴上轻轻按揉100次。

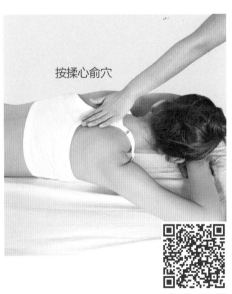

按揉心俞穴

绪论　心为君主之官：心安体健人年轻

让心"变老"的坏习惯你占几个

心是人体中的"君主之官"、五脏之首，其重要地位不言而喻。但不经意间的一些坏习惯却常常使心受到伤害，让心慢慢变老。

过度劳累

《黄帝内经》中说："心者，五脏六腑之主也，故悲哀忧愁则心动，心动则五脏六腑皆摇。"因此，同样是五脏养生，心神应该静养，肝气需要通畅，在日常生活中肝气情绪可以宣泄释放，而心神则绝不能过于劳累。

然而，现代人的生活节奏快，生活压力大。因此人们要适当调整自己的节奏，保持身心愉悦、经常运动、适当休息，不要让心过度劳累。

过度受冷

心为阳脏，五行中属火，且主血脉，血液的运行与流通，无不依赖于心阳的温煦、心气的推动，所以中医认为对心构成最大威胁的是六淫中的阴寒邪气。

人们在春冬季节的保暖意识较强，但在夏天时就会变弱。长时间开空调也有同样影响。因此，无论冬夏都要注意保暖。

过度的精神刺激

人的精神愉悦，在五脏中与心的关系最密切。没有节制的喜悦、愤怒的情绪会给人带来强烈的刺激，如心率加快、血压升高、呼吸急促、汗液分泌，严重时甚至会出现休克、昏厥等异常状况。人的神志宜收、宜藏，日常生活中要善于调整自己的情绪，避免情绪过激。

经常大汗淋漓

著名医学家张景岳指出："汗者，心之液也。"人体出汗量过多，超过了津液和血液的生理代偿限度，就会耗伤津血。

运行和控摄汗液排泄的动力是人的阳气，大汗淋漓会造成气随汗脱，阳气外泄，导致气血两伤、心失所养、神明不安，出现头晕眼花、心慌气短、神疲乏力等症状。因此，大汗淋漓伤的是津血，泄的是阳气。

排排毒，让心更年轻有活力

在中医看来，人体心脏内有许多毒素，如果不能及时排出体外，就会对我们的身体和精神产生不良作用。时日长久，会让心的功能逐渐衰退，人体就会逐渐衰老。经常做两个小动作，可以促进心脏排毒，抗衰防病。

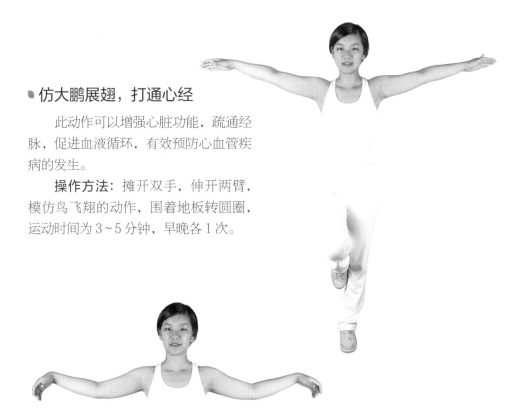

仿大鹏展翅，打通心经

此动作可以增强心脏功能，疏通经脉，促进血液循环，有效预防心血管疾病的发生。

操作方法：摊开双手，伸开两臂，模仿鸟飞翔的动作，围着地板转圆圈，运动时间为3~5分钟，早晚各1次。

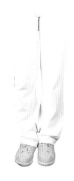

学燕子轻飞，保养心肺

此动作可以锻炼肩、腕关节，保养心肺，长期坚持可身轻如燕。

操作方法：张开双臂，做深呼吸3次，然后学燕子飞，使身体做原地旋转，顺时针、逆时针方向各转5圈，重复3次。

一图看懂正常心脏的结构

人体的心脏形如桃子，大小相当于人的拳头，一般男性的心脏要比女性心脏大一些。

心脏主要由心肌构成，分为四个腔，分别是左心房、左心室、右心房、右心室。心脏犹如一个压力泵，可以把血液运输到人体的各个部位，让营养进入细胞中，以完成人体的各种活动。

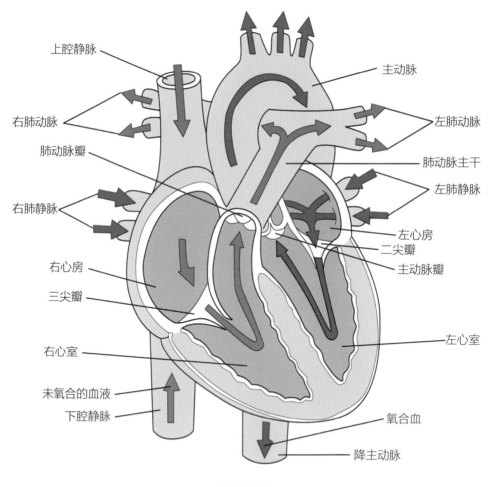

上腔静脉

主动脉

右肺动脉

左肺动脉

肺动脉瓣

肺动脉主干

左肺静脉

右肺静脉

左心房

二尖瓣

主动脉瓣

右心房

三尖瓣

左心室

右心室

未氧合的血液

下腔静脉

氧合血

降主动脉

心脏的结构

第一章

心养好，精气神足，少生病

养生首先要养心

扫一扫，看视频

心主神明，心不藏神人就老得快

人们经常说某个人"心大"，就是说这个人心里没负担，不爱计较。这样的人总是乐呵呵的，最能长命百岁。这是因为，人的精神活动由心掌管。

● 心者，神之舍

许多人不理解，为什么中医要将心放到那么高的地位？其实这在《黄帝内经》中已经说得很清楚了，"心者，神之舍也"。如果我们用现代的话说，神明就是生命运动中最高的表现形式，就是我们人的精神、思维、意识、情绪、语言、表情等各种复杂的心理活动，以及身体的感觉、运动、定位、判断、反应等一系列神经功能。

● 心神安宁，人精神、心情好

中医认为，神明所居之地是心，神明从心出发，去调控身体内脏腑、经络、气血、津液，生理的、心理的各项活动；若心气平和、心血滋润、神明安宁，人的精神、思维、意识、神经活动就清晰正常，身体安康稳重；若心气浮躁、血不养心、神明不安，人的精神、思维、意识、神经活动就会失调紊乱，甚至危及生命。

莲子桂圆羹

安养心神

材料 莲子、桂圆肉各 30 克，红枣 20 克。
调料 冰糖适量。

做法

❶ 莲子洗净，浸泡，去心；桂圆肉洗净；红枣洗净，去核。

❷ 莲子、桂圆肉、红枣一同放入砂锅内，加适量水，小火炖至莲子熟烂，加冰糖煮至化开即可。

功效 莲子可降心火，安心神；桂圆肉可补益心血；红枣能补中气，养血。

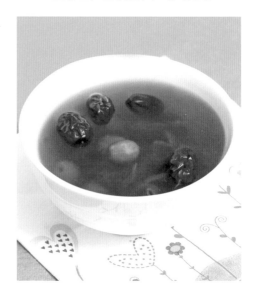

心气不足，血脉不畅，人无精神

"心气"是指心的一切活动，它包括内部功能以及人体外在的精神面貌。所以"心气"足，人体血脉顺畅，器官功能稳定，人就健康；缺乏"心气"，人就会萎靡不振。"心气"和人体各器官功能有关，而这些器官又和人的生存环境、饮食以及遗传等有关。所以养"心气"要从多方面做起，才可以做一个心气足的人。

● 心气不足的表现有哪些

要想看看自己或者是家人是不是心气虚，看三点可以判断。

第一看体态，气虚体质的人一般偏胖，但胖而不实，肌肤松软。

第二看感冒，心气虚的人容易得感冒，这是因为气不足以固表，容易外感风寒，也容易动不动就大汗淋漓。

第三看乏力，心气虚的人很容易乏力，经常头晕头痛、心慌气短，稍微干点活就疲倦乏力。

● 调理心气虚，补气是关键

对于心气虚的人，补气是关键。在饮食上一定要注意，多吃补气的食物。宜选择性平或性温的食物，因为这类食物大多具有温补的作用，而且也容易消化。

气虚体质易吃食物：红枣、苹果、红薯、南瓜、山药、小米、胡萝卜、香菇、鸡肉、牛肉等。

黄芪山药薏米粥

补气养心

材料 薏米、大米各50克，山药100克，黄芪5~10克。

做法

❶ 薏米洗净，用水浸泡4小时；大米洗净，用水浸泡30分钟；山药洗净，去皮，切丁；黄芪洗净，放沸水锅中煎煮，去渣取汁。

❷ 锅内加黄芪汁和适量清水烧开，加入薏米、大米，大火煮开后转小火，熬煮30分钟，加入山药丁，转小火熬煮至米烂粥稠即可。

功效 山药能助五脏，强筋骨，养心安神；薏米可健脾除湿；黄芪可补气虚。三者合在一起，不仅能补心气之虚，还能强五脏之本。

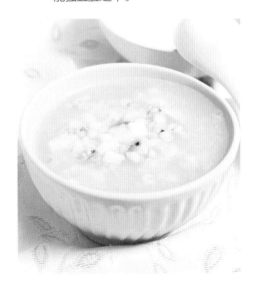

第一章 心养好，精气神足，少生病

心阳与心阴，让身与心和谐起来

万物有阴阳之分，人体内也有阳气与阴气的分别。《黄帝内经》中提到："阳气者，若天与日，失其所则折寿而不彰……阳者，卫外而为固也。"也就是说，人体的阳气像天上的太阳一般，如果天上没了太阳，地面也就万物不生；人若没有阳气，生命就会停止。阴气与阳气相对，就功能与形态来说，阴气指形质；就脏腑功能来说，则五脏之气均为阴气。阴气主静，阳气主动，阴阳和谐，动静有度，生命才能得以延续。

何为心阳与心阴

心阳和心阴是相对而言的，心阳是指心的阳气，是心气的体现，心阳过盛或者过衰都会引起心脏、血脉出现问题。心阴是心脏的阴液，和人体的肺、肾都有很大关系。心阴不足人会感到心烦意乱、失眠多梦、口干舌燥，就是我们常说的心阴虚证。所以心阳和心阴都要保持在一个稳定的状态，这样心才不易出问题，人体才更健康。

大到自然界，小到人体，都讲究阴阳平衡，阴平阳秘是最理想的状态。心这个君主之官指导全身的生命活动离不开阳的推动，同样也离不开阴的滋养。就像烧一壶开水，火是阳，水是阴，没有火，水不会烧开；而没有水，只有火，我们不仅得不到开水，还会把水壶烧坏。

心阴虚会出现哪些症状

那究竟在什么状态下人体容易心阴不足、阴虚火旺呢？一般来说，久病体虚、思虑太过、情志不畅或心火太大都会过度消耗人的心阴，出现虚热内生、阴虚火旺的症状。心阴虚的人一般有以下症状，大家可以"对号入座"，自我判断一下是否有心阴不足的情况。

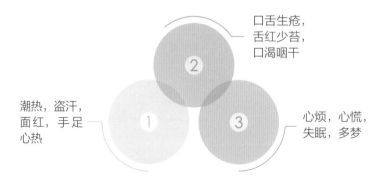

口舌生疮，
舌红少苔，
口渴咽干

潮热，盗汗，
面红，手足
心热

心烦，心慌，
失眠，多梦

另外，心阴虚和肾有着密切的联系，心属火，肾为水，水不上行，心火不调，水火失衡，最终导致心阴虚。所以，调心阴可从滋肾做起。

心阴虚者需要注意少劳累、少出汗，多吃滋养心阴之品，如用西洋参3克、麦冬3~5克、桂圆肉5~10个泡水喝，或吃些冰糖红枣小米粥、百合藕粉、银耳莲子羹等。

心阴是生命的"真水"，是"一点真水被包围在两火之中"，很容易被阳气耗掉，所以保养心阴非常重要。

❙ 心阳虚会出现哪些症状

心的阳气不足，人体的气、血、水等物质就无法正常气化，它们停聚在身体局部，导致一系列的阳虚症状。总体来讲，心阳虚乏容易出现以下症状。

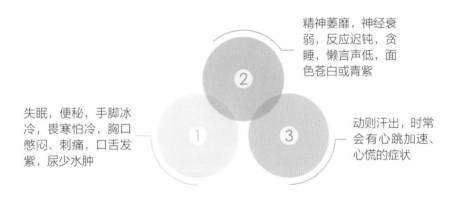

人为什么会出现心阳虚的症状呢？原因有很多，久病体虚、思虑过度、过量服用药品、起居饮食无度等都会导致心阳虚。阳虚则寒，气血流通无力，五脏六腑失养，人也就自然容易生病。一个人阳气充足，就有足够的热气来保护我们的身体，阳气是保护人体最结实的屏障，如果全身上下充满阳气，人是不会轻易生病的。要想不生病，必须保证心阳不绝，如此身体才能进行正常的生命代谢，整个人也就会焕发出勃勃生机。

许多癌症患者身体偏寒，一到冬天手脚都是冰冷的。而癌细胞最喜欢的就是这样停滞的寒气，所以癌症到末期时，患者会出现身体寒极，腹水或者下肢积水。所以预防癌症，就要四肢不冷，也就是要振奋心阳。

有心阳虚症状的人，夏天尤其应该避免多出汗，以防伤了心阳，可用人参3克或西洋参3~5克泡水饮，或遵医嘱服生脉饮（人参或党参、麦冬、五味子）口服液。

| 杨力提示 | 心病为什么易在冬天及夜晚发作 |

因为心是火脏，心与天之火气相应，火气通于心，火最恶水，因为水克火。冬天和夜晚属水、属阴、属寒，所以心病容易在这些时间发作。这就提示：心气虚者，尤应注意保暖防寒。

心慌、心律失常是许多人的一大痛苦，如何解除

心是人体气血运行的"发动机"，心脏的搏动是否正常关系生命的存亡，所以运动时要随时检查心搏是否过快、过慢。如心搏每分钟超过 140 次或小于 50 次，应及早检查原因。首先要检查自己的心率和脉搏节律，如过快、过慢或跳动不规律应就医。

心动过速怎么办

心动过速（心跳过快）往往是心气虚的前兆，应注意休息，调整心态，伴气短、乏力的可泡服西洋参片、人参片或生脉饮口服液，不缓解者及时就医。

心动过缓怎么办

心动过缓（心跳过慢）多是心肌炎后遗症，如伴乏力、气短胸闷，要停止剧烈运动，泡服人参片及服丹参片，如不缓解应就医。

引起心慌、心律失常的原因及应对

过度疲劳也可引起心慌、心律失常。如是高血压引起的，多伴头晕、头痛，就应监测血压。如果高热几天后出现心慌、心律失常，要警惕病毒性心肌炎。如果心慌、心律失常伴有头晕眼花、乏力、气短、面色苍白、指甲白，多为血虚，可服当归炖鸡或归脾丸、八珍丸。

按压内关穴，缓解心慌、心律失常

心包经上的内关穴，对于心律失常有很好的调节作用。经常按揉，可以增强心脏功能，保障心脏健康。

精准取穴： 手握拳，腕掌侧突出的两筋之间，距腕横纹 3 指宽的位置即内关穴。

操作方法： 用左手拇指按压右手内关穴，再用右手拇指按压左手内关穴，两手交替进行，每次按压 2～3 分钟即可。需要注意的是，按压力道要适当，不可太强，以手腕感到酸胀为度。

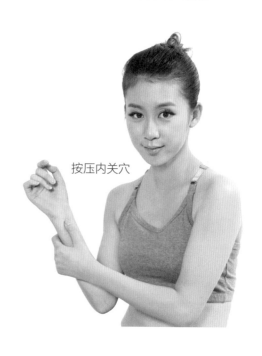

按压内关穴

顺应四季来养心

一年之计在于春，排毒发陈心轻松

春天的主要任务是排毒发陈。在万物萌发的春天，我们的体内聚集了一个冬天因"冬藏"和各种进补而积攒的废物、垃圾。这时候，如果不能及时将这些累积的废物排出去，对身体的害处会很大。在春天这个适合排毒发陈的季节里，我们既要养肝，也要养心，学会给心排毒。

● 春天养肝更要养心

春天万物复苏，草木荣生，世间万物都在焕发新的生机。冰雪消融，大地回暖，阳气生发，尤其适合养心，这是因为心喜欢活跃、舒畅、爽朗的气候，对阴霾、寒冷、压抑等有抵触。另外，心脏病多在秋冬季节高发，春天养心，能够降低秋冬心脏病的发病率。

● 春季要以清淡食物为主

春季人体肝气较旺，所以在饮食上应以清淡食物为主。春季应多食用些蔬果，可选择菠菜、苹果、红枣等食用。其中含有丰富的维生素和矿物质，可补充人体必需的维生素，对心脏有益处。春天饮食不要过于油腻，也不要太过辛辣，烹饪可选择蒸、煮、凉拌、炒等方式，尽量保留食物中的营养成分。

● 适合春天的养心运动：慢跑

春天可选择一个安静的公园或一条清净的林间小路，一边欣赏沿途风景，一边慢跑，这样不但能舒筋活血，也能看到大自然美丽的一面，人会身心舒畅。慢跑后到空气流通的地方进行深呼吸，可以高举双臂，闭上双眼深呼吸，这时会感到风从耳边经过，心脏也会随着均匀的呼吸而更有律动感。但要注意，运动时身体难免会出汗，一定要注意保暖，换季时要预防感冒。

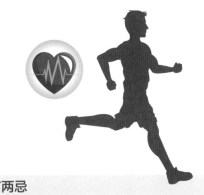

杨力提示	春季养心有两忌

· 忌寒冷。早春时节寒意还未退去，所以一定要注意保暖。寒冷会使人体血管收缩，血流量减少，这时心脏需要加大工作量才能满足机体需求。

· 忌情绪反复无常。情绪的变化会使人体内肾上腺激素水平发生变化，从而导致心脏跳动速度发生改变，影响心脏跳动频率。

夏季应心而长，谨防暑热伤心

按照中医的五行学说，夏季是属火的。火属阳，夏天是一年中阳气最盛的季节，也是我们身体新陈代谢最旺盛的时候。所以，在心火很旺的夏天，一定要重点养护我们的心。

夏天是阳长阴消的极期，夏天主长，万物茂盛，心气内应，养生应以养心为主。这时要使气得泄（当出汗就出汗），因为夏天属阳，阳主外，所以会适当出汗。逆之则伤心，就会降低人体适应秋天的能力，也就是所谓的"奉收者少"。

夏季苦养心，过苦也会"伤心"

夏季天气炎热干燥，容易上火，这时可以吃一些味苦的食物。苦味入心，同时具有清热去火、生津润燥等功效，适合夏季食用，可以选择苦瓜、生菜、苦菜等。

但食用味苦食物一定要注意量，食用过多反而会化燥伤阴。

夏季养心，适合静心休养

夏季养心讲究"静"，要学会静心休养。心中清净，才能真正养心，心中无杂念、无大喜大悲，对心脏大有益处。

夏天让自己出点汗

夏季天气炎热，能"使气得泄"，所以最自然的状态就是皮毛开泄、汗出畅通。我们可以趁这个时机顺应自然，让汗液带走一些代谢废物。如果夏天不出汗或很少出汗，就会让气血不顺畅，很容易生病。因此，如果大家心脏功能正常，夏天应该适当多出点汗。那么这汗该怎么出呢？

大热天的，许多人不喜欢运动。其实，我们不一定非要运动到大汗淋漓，因为中医认为"大汗伤身"，所以我们只要运动到微微出汗、气喘，但依然能够轻松说话的程度就够了。至于运动的时间，可以避开温度最高的白天，选择10:00之前或17:00之后都可以。出汗后还要注意及时补充水分，以免血液黏度增高，从而诱发心血管疾病。

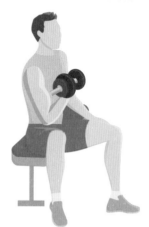

杨力提示　　**夏季养心，别让自己运动量过大**

夏天许多人喜欢剧烈的运动，喜欢大汗淋漓的感觉。其实运动一定要适量，要根据个人体质进行合理的运动，过量的运动不但不会起到锻炼的作用，还会对身体造成损伤，加重心肺负担，提高心脏患病的概率。汗为心之液，大汗伤心，所以出汗要适量。

秋季转凉，养心要防燥

秋天天气逐渐转凉，初秋湿燥，晚秋悲凉，古代许多文人墨客以秋伤怀，表述心中苦闷之情。秋风萧瑟，人也会变得伤感，容易出现抑郁情绪，所以这个季节心脏病的发病率要比春夏季节高。秋天养心很关键，心脏同时也能感知外界环境的变化，天气转凉，阳气收敛，心气易不足，所以秋天养心很重要。

▶ 秋季养心要注意保暖

到了秋季，天气转凉，秋主收，大自然阳气潜藏，人体阳气也随之转入收敛状态，只有此时很好地收藏，来年才有生发的基础。可是阳气如何才能更好地潜藏呢？在深秋季节要适当增加衣服来保暖，心脏喜暖畏寒，心脏不好的人在秋季一定要注意御寒。

▶ 秋季养心要防"秋燥"

入秋后天凉了，但容易口干舌燥、鼻出血。不少人感到鼻腔干燥，有时还会流鼻血；喉咙也痒痒的，频频干咳，时有少量的痰，却总是咳痰不爽；嘴唇一碰就干裂，这就是中医常说的"秋燥"。这主要是因为天气燥热，温度偏高，相对湿度偏低而空气干燥，造成上呼吸道黏膜和皮肤表面的水分容易蒸发和流失，从而出现上述症状。防治"秋燥"，需要养阴益气，养阴可以防治肺燥，益气能够温养肺气。秋天应该多吃山药、银耳、莲子、猪骨、藕、梨等食物。

银耳红枣雪梨粥

材料 雪梨200克，大米100克，去核红枣20克，干银耳10克。

调料 冰糖20克。

做法

❶ 干银耳泡发，洗净去蒂，余烫一下，捞出，撕成小块。

❷ 雪梨洗净，连皮切块；大米洗净，浸泡半小时；红枣洗净。

❸ 锅中倒清水烧开，加大米、银耳、红枣煮沸，转小火煮30分钟，再加入梨块煮5分钟，加冰糖煮至化开即可。

功效 雪梨与银耳一起煮粥食用可润燥、养肺、养心。

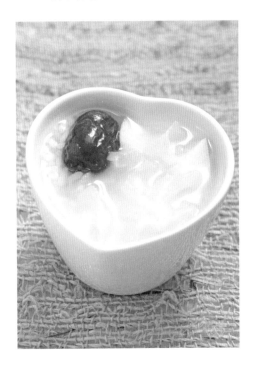

冬季严寒逼人，心也要暖养

冬天是四季中最寒冷的季节，草木枯萎，万物凋零。这时人会有畏寒之感，代谢变得缓慢，产生热量较少。人体内阳气潜藏，阴气发散，气血流通变缓，这时心脏容易受寒气侵袭，所以冬季更应该养心。冬季心脏病的发病率较高，因为冷空气可能会导致冠状动脉收缩、心肌缺血缺氧，所以容易引发心脏病。

冬季养藏，尽量减少外出

冬天是万物生机都要潜伏闭藏的季节，这时候要适应这种"藏气"，别过多扰动体内的阳气。对于养心来说，我们也要遵循这种自然规律。经历了春夏的发散之后，到了秋冬季节，就要"收心"了，饮食起居各方面都要有所调整。

冬天，我们要减少外出的时间，尤其是寒冷的早晨，因为天气冷的时候，血管就会收缩，冠状动脉也会受到影响，在一定程度上导致心肌缺血，心脏的负荷也会加重。所以，冬季是心血管病的高发期。

许多心脏不大好的人一入冬，胸闷、气短和心慌的症状都会加重，天气变冷，心脏本身的负担已经变重了，如果再晨练，那就会雪上加霜。最好等上午10点以后，太阳出来了，阳气比较充足时，再到室外活动。

冬季饮食要注意

冬天寒冷，人体阳气不足，阴气最盛。所以在饮食上要选择一些滋补阳气的食物，如羊肉、韭菜、糯米、红枣、桂圆、花生、山药、核桃等。

羊肉萝卜汤

温暖心肾

材料 羊肉 200 克，白萝卜 50 克。

调料 葱段、姜片、香菜末各 10 克，盐、香油各 5 克，羊骨汤、料酒各适量。

做法

❶ 羊肉洗净，切块，焯水，洗去血沫；白萝卜洗净，切成滚刀块，放入沸水中煮透，捞出。

❷ 汤锅中放入羊肉块、羊骨汤、料酒、葱段、姜片，大火煮沸，撇去浮沫，小火炖1小时，加入白萝卜块炖至羊肉熟烂，加盐调味，撒入香菜末，淋入香油即可。

功效 补养心肾，暖身驱寒。

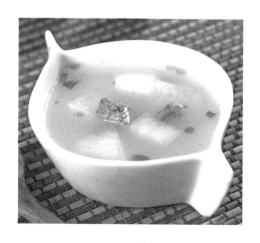

养心重在日常起居

生活有规律，让心脏保持年轻

作息，就是工作和休息。要想身体好，工作和休息应该遵循一定的规律。作息的基本规律可根据以下两个方面。

● 效法自然

效法自然就是要做到天人合一，根据自然界的变化来调整作息。《黄帝内经》曰"人与天地相参也，与日月相应也""天地之间，六合之内，其气九州九窍、五脏、十二节、皆通乎天气"。即人与天地自然是息息相关的，都是按照阴阳五行规律运动和变化的，这是《黄帝内经》天人相应的整体观。这种观念反映在养生方面，就要求人们效法自然，根据自然界的阴阳消长及寒暑变化来调摄自身阴阳，使机体与天地自然相通而保持健康。对于一天之内的作息，《黄帝内经》认为人体的活动应顺应阳气变化的规律，在白天阳气旺盛时工作，在傍晚阳气逐渐收敛时就应该减少活动，不要扰动筋骨、触犯雾露。如果违反了阳气盛衰的规律，就会导致身体憔悴衰弱。对于如何根据四季阴阳变化来安排作息，《黄帝内经》也提出了其养生原则，即"春夏养阳，秋冬养阴"。总之，顺应自然变化的规律来养生，可使人体正气充足，机体健康，而如果时常违反自然规律，就可能导致人体阴阳气血失调，变生各种疾病。

● 合乎自身

合乎自身，简单来说就是根据自身情况调节作息，劳逸结合。作息要合乎自身规律，应在效法自然的基础上进行，它是效法自然的补充。人的年龄有长幼之分，体质亦有强弱之别，例如有人睡 8 小时就足够，有人却睡 10 小时还不解困。同样的工作量，有人能够轻松完成，有人却感觉很吃力，甚至无法完成。所以，必须根据自身情况来安排自己的作息，不要盲目追求和别人一样。在感受疲倦时，就要注意休息；在感觉困乏时，就要注意睡觉，这是根据自身调节作息最基本的原则。

杨力提示 **让心态年轻的方法**

· 多与年轻人交往，可以受到年轻人活力的感染。

· 要有所爱好。学学书法、看看书、读读报、下下棋、种花养鸟、出外垂钓，于爱好中陶冶性情。

· 尽量参加一些力所能及的工作，争取做到心理上和体力上都不服老。

睡好觉，心不忙

按照中医养生的观念，睡眠与醒寤是阴阳交替的结果。阴气盛则入眠，阳气旺则醒来，所以《黄帝内经》说："阳气尽则卧，阴气尽则寤。"

为什么要睡好子午觉

古人把昼夜24小时分为12个时辰，2小时为一个时辰。子午觉就是晚上在子时（头天23:00～次日1:00）熟睡，白天在午时（11:00～13:00）午休。

按照《黄帝内经》的睡眠理论，夜半子时为阴阳大会，水火交泰之际，这时称为"合阴"，所谓"日入阳尽，而阴受气矣，夜半而大会，万民皆卧，命日合阴"。所以夜半应长眠、深眠，因为阳尽阴重之故。

反之，午时为日出阴尽，而阳受之，日中而阳重，阳主动，此时应为"合阳"，此时应是工作最出效率之时，适当地休息一下，更容易养足精气神，为工作积蓄能量。

子午觉的原则：子时大睡，午时小憩

睡子觉就是说夜晚在子时以前上床，子时进入最佳睡眠状态。因为子时是"合阴"时间，睡眠效果最好。睡午觉，就在午时（11:00～13:00）小憩片刻。所以睡子午觉是"子时大睡，午时小憩"。

提高睡眠质量的3大法宝

睡前减慢呼吸节奏

睡前可以适当静坐、散步、听轻缓的音乐等，使身体逐渐入静，静则生阴，阴盛则寐，最好的办法是躺在床上做几分钟深呼吸，精神内守，睡眠质量才会最好。

睡前可以吃点养心阴的食品

睡前2小时可吃一点养心阴的东西，如冰糖莲子羹、小米红薯粥、藕粉等，因为人睡觉后，心脏仍在辛苦地工作着，所以睡前适当地补益心阴有助于健康。

睡前用温水泡脚入睡最好

睡前用温水泡脚，再辅以足底按摩效果最佳。因为泡脚可以促进心肾相交，心肾相交意味着水火既济，对阴阳相合有促进作用，阴阳合抱，睡眠质量自然较高。

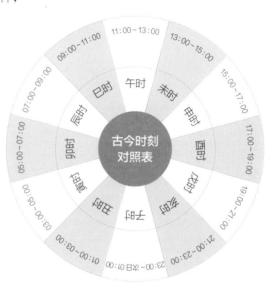

促进心脏排毒的生活小习惯

🔸 经常鼓掌

在人的手掌中，有很多经络、穴位和心有关，如位于中指指尖的中冲穴、位于掌心凹陷处的劳宫穴。这些穴位都很适合居家保健。平时经常做鼓掌这个动作，能够刺激心经和心包经，让人心平气顺。

🔸 握拳

握拳具有同样的保健功效，除了能让人觉得心气顺之外，还能缓解紧张情绪。握拳也可以刺激中冲穴和劳宫穴，让人心情平和、愉悦。另外，容易中暑、晕车的人可以按摩劳宫穴，效果很好。

🔸 拍胸口

心里有闷气、不舒畅的时候，许多人就会下意识地拍自己的胸口，感觉这样就会消气了。其实，胸口上有一个很重要的穴位，就是膻中穴，膻中穴主喜乐。经常刺激膻中穴，能够让人觉得心情舒畅。

🔸 按摩大鱼际

大鱼际是人体的"保命穴"，简单来说，就是拇指根部下面隆起的这一部分，比较好找。日常保健中，可以使双手大鱼际相摩擦，力度适中，每天3~5分钟即可。

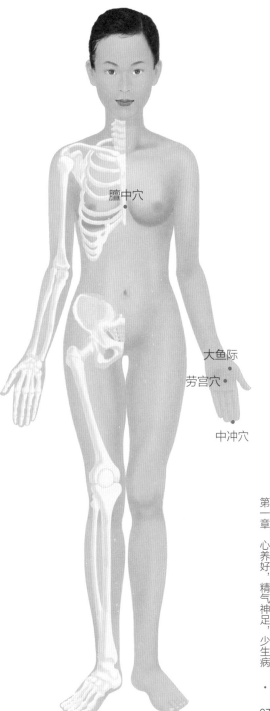

膻中穴

大鱼际

劳宫穴

中冲穴

警惕心脑血管病高发时段：夏至、冬至前后

冬至一阳生，夏至一阴生。人的养生也要随着自然界的阴阳消长而变化，那么阴阳消长的规律是什么？

● 阴阳消长的规律是什么

一天之中的子时（23:00～次日1:00）、一年之中的冬至是阴极；而一天之中的午时（11:00～13:00）、一年之中的夏至是阳极。

阴极则阳生，阳极则阴长。就是说阴到了极点就会开始向阳转化，阳到了极点就会开始向阴转化。阴极之后，进入阳长阴消阶段；阳极之后，则又进入阴长阳消时期。

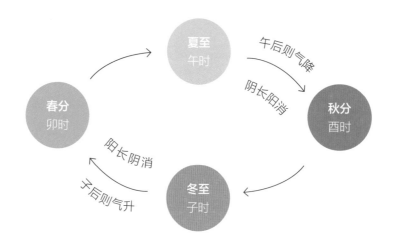

● 为什么冬至、夏至容易发生心脑血管病

冬至和夏至是一年中相对特殊的两天。前者阴气最盛、阳气最弱；后者阳气最盛，阴气最弱。冬至子时：冬三极，阴极，寒极和气降极；夏至午时：夏三极，阳极，热极和气升极。但无论怎样，这两天都是人体阴阳气机转换容易出现问题、阴阳容易失衡的时候。从这个角度来说，老年人以及心脏不好的人容易在这两个时间段出现问题。

从西医角度来说，夏季老年人的血液黏度容易升高，再加上表皮血管扩张、血液循环加快、心肺负荷加重，容易出现心脑血管疾病，所以心肺系统在盛夏面临着严峻考验。如此说来，老年人身体状态在夏至及伏天确实易出现波动。

冬至这天开始，我国开始进入数九寒天。每年冬至后都会有强大的冷空气和寒潮来袭，造成气温骤降以及长期低温。寒冷具有收引的特征，容易引起心脑血管的收缩，使血压骤升，从而诱发心脑血管疾病。

夏至如何预防心脑血管病突发

温差别太大

室内可用电风扇促进空气流动,空调可用除湿功能,降低湿度缓解闷热感觉,温度不宜调得太低,一般以26~28℃为宜,室内外温差不应超过7℃,否则进入室内会加重体温调节中枢的负担,严重时可引起体温调节中枢的紊乱。高血压患者不宜长期在空调房中,否则易出现头晕不适等症。夏天也要洗温水澡,不宜用过冷或过热的水洗澡。

晨练应注意的问题

睡眠时,人体各神经系统处于抑制状态,活力不足,晨起时突然大幅度锻炼,神经兴奋性会突然增高,极易诱发心脑血管疾病。

夏季饮食注意

饮食要清淡,多吃些新鲜蔬菜和瓜果,要多喝凉白开水,及时补充水分,尤其是晚上睡觉前和早晨起床后应喝一杯凉白开水,如有条件,可多喝绿豆汤、莲子汤、百合汤、菊花茶等,既可补充水分,又能清热解暑,尽量少吃油腻食物。减少盐的摄入,每天盐控制在5克以内。

冬至如何预防心脑血管病突发

控制好血压

由于冬天高血压患者较春夏时血压高，因此在寒冷的冬季，心脑血管病患者一定要定期监测血压的变化，定期复诊，如果血压有波动要及时就诊。

注意保暖

冬至前后室内外温差大，所以，心脑血管病患者一定要注意保暖。特别对于生理功能减退、抗病能力弱的人来说，在冬季疾病更容易发作或复发。

饮食清淡

许多人冬天喜欢吃火锅，却不知道火锅属于高脂高盐饮食。心脑血管疾病患者应避免高脂、高盐、高尿酸食物和太多进补，应选择清淡、少盐的食物，多吃蔬果，避免过饱。

不宜晨练

心脑血管疾病患者冬季运动要在温度较高的时间段进行，如中午或下午。尽量避免晨练，患者要合理安排运动时间，控制好运动量，避免强烈的体育运动，如登山、快跑等。

男女老少个性养心方案

男人：强肾更要养心

科学研究发现，男性相比于女性更容易患心脏病，因此男性不仅要强肾，还要养心。

心脏病为何"重男轻女"

女性体内的雌激素可以改善血管弹性，降低胆固醇含量，从而对心脏有更好的保护作用。另外，不少男性喜好抽烟、饮酒，这些都导致男性的心脏更容易出问题；再加上男性社会压力较大，压力会使人体肾上腺素增加，导致血压升高，长此以往，容易诱发心脏病。

此外，男性和女性相比，保健意识更差，女性天生爱美，所以无论在饮食上还是运动上都比较注意，而男性相比而言就不太注重饮食和运动，体重容易增长，出现肥胖，而肥胖也是引发心脏病的重要原因。

焦虑症和心脏病的鉴别

焦虑症又称焦虑性神经症，是神经症中比较常见的一类疾病，其临床表现有胸闷、心慌、头晕等，经常感到恐慌、害怕，许多症状和心脏病相似，所以一定要注意区分。如果是心脏问题可以通过做心电图或者其他手段进行检查，一般可确定是否心脏问题。所以当出现心慌、气短时，要及时就医检查，从而确定是否为心脏类疾病，以免贻误治疗时机。

男性吃哪些食物对心脏好

中年男性相比老年人和儿童来说，对补心类食物要求不高，因为其消化功能和吸收功能比较好，所以一般的补心食物都可以食用。例如常见的核桃、木耳、苹果、猪心以及各种较硬的干果均可。当然，男性在食用补心食物时可搭配一些补肾的食物，强肾也能强心。例如可以在炖鸡肉时加入桂圆、枸杞、当归、木耳、核桃等食材，既能使食物的味道更好，又能使其营养价值和药用价值发挥得更高。

另外，油腻、高热量、高盐的食物对人体会产生危害，应尽量少食。

红枣枸杞炖鸡

强肾补心

材料 老母鸡1只，枸杞子10克，红枣3颗。

调料 姜片、盐、香葱末各适量。

做法

❶ 老母鸡清洗干净，切块；枸杞子、红枣分别洗净。

❷ 老母鸡块放入锅里，加入水没过鸡身，放入姜片，大火煮沸，撇去浮沫，加入红枣、枸杞子，小火慢炖3小时，加盐调味，撒入香葱末即可。

功效 养肾，补肝，强心。

女人：养心容颜好

说到养颜，不少女性比较倾向于外用的一些护肤品，这往往收效甚微。养颜最重要的还是要学会养心。

面部颜色，反映了心主血脉的功能

《黄帝内经》中说："心主血脉""脉者，血之府也""诸血者皆属于心"。全身的血都在脉中运行，依靠的就是心脏的搏动，只有心脏健康，血液才能发挥其对身体的濡养作用。

每个女人都想拥有漂亮的容颜，养颜不仅要养其形，还要养其神，心主神明，其华在面，从心入手，女性才会养好容颜。当女人的心血不足时，她的脸色看起来就会苍白，无光。即使用再好的化妆品，也只能兼顾表面，不会拥有真正的美丽。

女人养心要从养神开始

凡是懂得中医的人都知道，养心要从养神开始。现代人的生活压力大，时常伤神是现代人的通病。养神首先要做到不伤神。生活中的伤神运动不外乎过度的脑力劳动和精神压力。《老子》中有说过："众人大言我小语，众人多烦我少记，众人悸怖我不怒。不以人事累意，淡然无为，神气自满，以为长生不死之药。"如果在生活中可以把心态放平整，那么必生愉色，有了愉色，才会有好容颜。

女性吃哪些食物对心脏好

女人在饮食方面需要如何养颜呢？我们知道人体血液循环顺畅，整个人的气色就好；如果血液循环不畅，那么容颜也会显得黯淡。所以说女人养颜需养心，需要学会保护自己的心脏，多食用一些对心脏有好处的食物，心脏好，气血就顺畅，这样女性的容颜就会更美丽。

适合女性补心的食物有菠菜、番茄、核桃、木耳、香蕉、茄子、洋葱、红枣等。

木耳鸭血汤

养心靓容颜

材料 鸭血 200 克，水发木耳 50 克。

调料 姜末、香菜段各 5 克，盐、胡椒粉各 2 克，水淀粉、香油各少许。

做法

❶ 鸭血洗净，切厚片；水发木耳洗净，撕成小片。

❷ 锅置火上，加适量清水，煮沸后放入鸭血片、木耳、姜末，再次煮沸后转中火煮 10 分钟，用水淀粉勾芡，撒上胡椒粉、香菜段、盐，淋香油即可。

功效 鸭血可补养心血，木耳可清除心脏毒素。

年轻人：防范心血管病，避免猝死风险

在许多人的观念里，除非是先天性心脏病，否则，心脏病似乎是中老年人的专利，跟年轻人没什么关系。其实，现在的心脏病发病年龄越来越趋向于年轻化。

▶ 养心最关键的是要早动手

早在 2012 年 5 月，央视的《新闻1+1》就曾经关注过年轻人猝死的问题。当时的数据显示，我国每年有高达 55 万人死于心脏性猝死。大家可以计算一下，也就是说，每天都有 1500 多人猝死。而且，还有一个明显的现象就是，在这些猝死的人群中，年轻人的比例越来越高。

为什么呢？主要是压力过大、过分劳累、长期紧张。这些正值生命中最好时期的年轻人逝去的生命，用沉痛的事实警示我们：千万不要因为自己年轻就不爱护心脏，不关注健康。

养心最关键的是要早动手，早早开始养护，这需要我们从年轻时候起，就要有防范心血管问题的观念和意识。

▶ 从改变不健康的生活方式做起

猝死的原因可以是冠心病、脑出血、肺栓塞甚至支气管哮喘，并不一定都跟心脏有关。但是，心源性猝死的比例占到了80%，而其中又有80%是源于心肌梗死。所以，年轻朋友们对于自己的心脏问题，一定要引起足够重视。

通常来讲，除了先天性心脏病之外，心脏出问题大多跟不好的生活习惯有关，熬夜、抽烟、酗酒、超负荷工作、暴饮暴食、缺乏运动……保护我们的心脏，要从改变不健康的生活方式开始。除了合理饮食、规律作息之外，还要坚持运动。

▶ 吃哪些食物对心脏好

年轻人养护心脏，适合吃的食物有南瓜子、胡萝卜、苦瓜、黄豆、桃子、山楂等，另外，喝适量的红酒能够预防动脉粥样硬化。

苦瓜玉米番茄汤

降低胆固醇，保护心脏

材料 苦瓜 100 克，番茄 50 克，玉米半根。
调料 盐 2 克。
做法
❶ 苦瓜洗净，去瓤，切段；番茄洗净，切大片；玉米洗净，切小段。
❷ 将玉米段、苦瓜段放入锅中，加适量水没过材料，大火煮沸后改小火炖 10 分钟，加入番茄片继续炖，待玉米完全煮软后，加盐调味即可。
功效 苦瓜可清心火，玉米可降低血清胆固醇、防止动脉硬化，番茄可增强心血管功能。

老年人：清淡饮食，做做轻运动

由于年龄原因，老年人的身体各项功能减弱，血液流动缓慢，血管老化、弹性下降，血液变黏稠，很容易形成栓塞，引发各类心血管疾病。所以说老年人一定要注意保护好自己的心脏，只有拥有一个强壮的心脏，才能减少疾病发生。老年人保养心脏要从平时做起，从轻运动开始入手。

老年人心肺功能下降，所以一定要选择轻运动，如慢跑、打太极等都可以，绝不能进行过于剧烈的运动。

老年人养心，注意劳逸结合

老年人在充分休息的基础上可从事一些体力劳动，如种种花、养养鱼、遛遛鸟。关键在于劳逸结合，不能感到疲劳。而且，最好是做一些自己真正感兴趣的事情，这也有助于精神愉悦、调心怡神。

除了体力上要劳逸结合外，精神生活也要注意这一点。有些老年人闲不住，一不干活就感到精神空虚。对于这些老年人，需要给自己寻找精神寄托，寻找感兴趣的娱乐方式，而不是让自己的晚年生活被各种家务活填满。

与这些老年人相反，有些老年人对生活充满热情，娱乐活动无节制。例如，看起书来就不肯放下，下棋大半天不起身，坐在沙发上长时间看电视……这些行为都是不可取的。

对于老年人来说，最好的养心之道就是把自己的日常生活安排得充实而满足，有松有紧，有张有弛，有动有静，不忙不闲，身心俱安。

老年人吃哪些食物对心脏好

老年人的肠胃功能在减弱，所以一定要选择容易消化的养心食物。水果中可选香蕉、苹果；粮食中土豆、红薯也是很好的选择；蔬菜中老年人可以多吃一些大白菜、豆腐；干果类可以适当吃一些红枣、花生等。此外，猪心、海鱼等食物也可以适量食用。

红薯大米粥

保持血管弹性，预防动脉粥样硬化

材料 大米 100 克，红薯 150 克。

做法

❶ 红薯洗净，去皮，切小块；大米洗净，用水浸泡 30 分钟。

❷ 锅内加清水烧开，加入大米，大火煮开后转小火煮 20 分钟，倒入红薯块熬煮，至米粒开花、红薯熟透即可。

功效 红薯中的胡萝卜素在人体内可转化成维生素 A，降低低密度脂蛋白和血清胆固醇，从而保持动脉血管的弹性，防止动脉粥样硬化，预防冠心病。

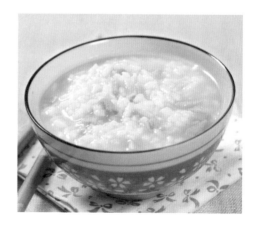

孩子：护心越早，身体越好

许多人认为，养心只是中老年人的事情，其实不然。对于孩子来说，从小养心也十分重要。补心越早，孩子身体越好。心为人体的君主，心养好五脏才健康。养好心神，孩子读书学习注意力就会集中；心脑相通，养好心，孩子就会变得头脑聪明。

心脏较弱的孩子有哪些表现

小孩的心脏肯定不如成年人有力，但一些孩子的心脏功能弱于同龄人，那么从哪些方面能够看出孩子的心脏较弱呢？

运动时出汗量大，呼吸粗重

爱玩是孩子的天性，常常看到孩子满头大汗在操场上奔跑，但有些孩子在运动时出汗量明显比其他孩子多，而且在运动时呼吸粗重，运动后久久不能平静。这很有可能是孩子心脏较弱的表现，建议这些孩子不要做剧烈运动。

面色苍白，容易感冒

有些孩子面色看起来很苍白，给人虚弱无力的感觉，这可能是因为心脏功能较弱，血液循环不充分，导致面部供血不足，出现面色苍白的现象。另外，许多孩子很容易感冒，而且还不容易好，这也可能和心脏较弱有关。心脏较弱，血液中营养不充足，就会影响免疫器官的工作，所以容易患病。

心脏较弱的孩子适合做哪些运动

心脏功能较弱的孩子不要进行剧烈的运动，可以进行慢跑、下棋、踢毽子、打乒乓球等轻运动，这些运动不会加重心脏负担，很适合心脏功能较弱的孩子。另外，运动后要及时补充水分，避免血液黏稠，让血液流动更顺畅。

孩子养心适合吃哪些食物

心脏掌管着全身的血液循环，孩子每天活动频繁，心脏的工作量较大，所以孩子更需要"补心"。

孩子平时可以多吃一些新鲜的水果和蔬菜，例如菠菜、萝卜、木耳、苹果、葡萄、红枣、橘子、香蕉等对心脏都很好。平时还可以多吃一些粗粮，如黑芝麻、燕麦、黑米、薏米、小米等。

红枣莲子粥

养心安神

材料 大米 50 克，红枣 20 克，莲子 10 克。

做法

❶ 将红枣去核，切成碎丁。

❷ 将莲子压成碎末。

❸ 将红枣丁、莲子末、大米一起下锅，加适量清水。大火煮开，然后用小火煮成黏稠状即可。

功效 莲子有养心安神的功效，红枣可补血。此粥可缓解孩子因心神不安导致的失眠、夜晚哭闹。

心脏病偏爱哪些人

久坐不动者

人如果坐的时间很长，心的工作量就会减小，心脏功能减退，血液循环就变慢，血液中的脂质更容易在动脉管壁沉积，血脂自然就高了。不注意调理的话，很容易发生动脉粥样硬化等问题。

饮食太油腻者

饮食太油腻导致心血管疾病的情况很多，世界卫生组织已将心血管疾病列为"世界公共卫生的头号敌人"。心血管之所以对我们至关重要，是因为血管的功能是负责输送营养物质，运回各器官代谢废物，如果血液过于黏稠，流速变慢，就容易形成血栓或造成动脉粥样硬化。血栓发生在心脏，就会引起心绞痛、心肌梗死等心血管急症，威胁生命。

吸烟者

吸烟可引起阻塞性肺脏疾病，会间接导致心脏病的发生。香烟中含有一种名为尼古丁的物质，这种物质会使甲状腺素和肾上腺素分泌增多，导致人体血压升高、心跳加快，也会增加心脏病的发病概率。

酗酒者

大量饮酒可致心肌病、高血压和心律失常等。研究证实，持续 5 年以上，每天喝白酒 150 毫升，就可能引起酒精性心肌病，其发病常常是在不知不觉中出现，多见于 30~55 岁的男性。

肥胖者

过度肥胖会直接给心脏造成负担，因为血液与体重成正比，体重超标，血液容易变稠，心脏泵血能力就会变差，从而使心脏负担更大，容易引起心脏病。

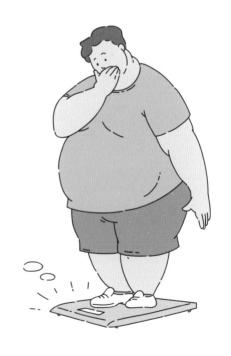

第二章

心好脏腑安，
气血通人年轻

心与肺：肺气足则心血通畅

生活中，心和肺的密切关系，常常挂在人们嘴上，例如"没心没肺""撕心裂肺"，由此可见心和肺的特殊关系。中医讲，心主血，肺主气，二者实际上是气和血相互依存、相互作用的关系。

补肺气、养心血，脸色红润、颜值高

肺气与心血相互为用，在补气的同时也在补血，两者是互通的。中医在补益肺气时经常搭配补益心血的药物，如当归、红枣等，这是因为血能旺气。同样，心血亏耗日久，也会导致肺气亏虚，所以在治疗心血不足的病症时，补益心血的同时还会加上补益肺气的药物，如太子参、黄芪等。

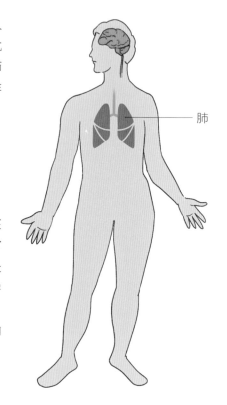

肺

养心又补肺的食物

蔬菜	水果	谷类	肉类	水产	其他
胡萝卜	红苹果	红豆	猪瘦肉	鲤鱼	豆浆
大白菜	山楂	玉米	羊排	牡蛎	百合

白菜粉丝汤

材料 白菜 100 克，粉丝 50 克。

调料 盐 4 克，葱末 5 克，植物油适量，香油、鸡精各少许。

做法

❶ 将白菜择去老叶，洗净、切丝；粉丝剪成 10 厘米长的段，洗净泡软。

❷ 锅置火上，倒植物油烧热，煸炒葱末至出香味，加入白菜丝稍加翻炒。

❸ 倒入适量水、粉丝，大火煮开，加入盐、鸡精调味，熟后淋香油即可。

功效 滋阴润肺，助消化，促进排毒，减肥。

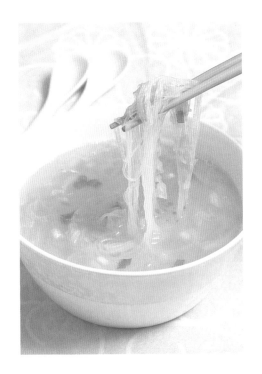

红薯玉米粥

材料 玉米渣 150 克，红薯 200 克。

做法

❶ 红薯洗净，去皮，再次洗净后切大块；玉米渣淘洗干净，浸泡 6 小时。

❷ 锅置火上，放入适量清水，加入玉米渣，大火煮沸后放入红薯块，转小火熬煮至粥成即可。

功效 养护心肺，预防动脉粥样硬化。

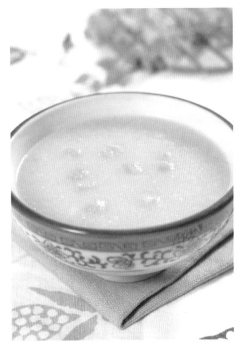

第二章 心好脏腑安，气血通人年轻 ·

心与脾：脾损心阳，手足冰凉

心与脾的关系，主要体现在两个方面。

1. 血液生成的相互依存关系。血液生成方面，心主血，心血供养脾，维持脾的正常运化；而脾主运化，为气血生化之源，脾运正常，则化生血液功能旺盛，保证心血充盈。

2. 血液运行的相互协同关系。血液运行方面，心主血，推动血液运行不息；脾统血，使血液在脉中运行而不致逸出于脉外。心脾协同，则血液运行正常。

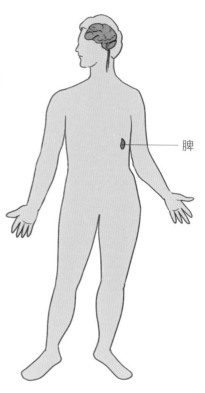

脾

手脚发凉的"病根"可能在心脾

一些人即使在夏天也会感觉手脚发凉，这可能就是脾虚或血虚引起的症状。脾负责运化人体内的营养物质，并输布全身，如果运化功能差，营养不能及时在全身输布，就容易生湿酿痰，导致手脚发凉。脾弱则心血不畅，心脏就会受到影响，所以说手脚冰凉的人很可能是脾功能较弱的表现。

养心又补脾的食物

蔬菜	水果	谷类	肉类	水产	其他
山药	樱桃	绿豆	羊肉	鲫鱼	酸奶
番茄	哈密瓜	赤小豆	排骨	鲈鱼	蜂蜜

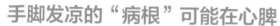

番茄炒鸡蛋

材料 鸡蛋 3 个, 番茄 200 克。

调料 葱花、白糖各 3 克, 盐 4 克, 植物油适量。

做法

❶ 番茄洗净, 切块; 鸡蛋磕入碗中, 加少许盐打散; 锅内加植物油烧热, 倒入蛋液炒熟成碎块。

❷ 锅留底油烧热, 煸香葱花, 倒入番茄块, 加白糖和盐翻炒, 倒入鸡蛋碎块翻炒即可。

功效 养心安神, 健脾胃。

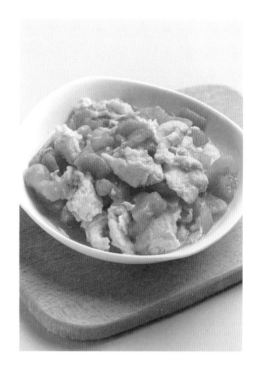

苦瓜排骨汤

材料 苦瓜 250 克, 排骨 200 克。

调料 葱段、姜片、料酒、盐各适量。

做法

❶ 苦瓜洗净, 切块, 焯水; 排骨洗净, 切块。

❷ 锅内加适量水, 加入排骨, 大火烧开后放入葱段、姜片、料酒, 煮 30 分钟后加入苦瓜同煮 10 分钟, 加盐调味即可。

功效 健脾养心, 清热解暑。

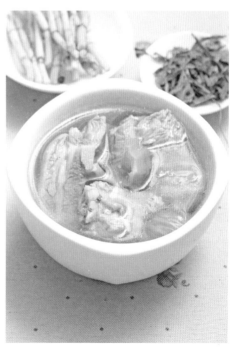

第二章 心好脏腑安, 气血通人年轻

心与肝：火大伤肝更伤心

有个词语叫"心肝宝贝"，把最心爱的人比喻成心肝，说明对自己的重要性。从医学角度说，心和肝的确是人体中很重要的两个宝贝。心为五脏之首，中医称心为"君主之官"，心肝之间相互配合、相互依存。

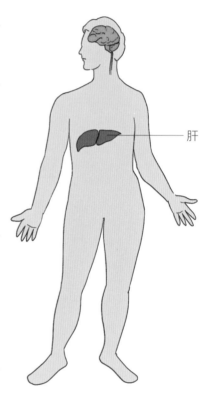

肝

肝好心才安

在血液和精神情志方面，心肝两脏往往相互影响。如心血不足，则常可导致肝血不足；反之，肝血不足，亦可导致心血不足，二者常互为因果。临床常见面色无华、心慌、头晕、目眩、爪甲不荣、月经量少色淡等心肝血虚症。心神不安，可导致肝失疏泄，或因情志所伤，亦可导致心神不安，临床出现心烦、心慌、失眠、急躁易怒或抑郁不乐、胁肋疼痛等病症。

当肝出现病变的时候，人体往往表现为心悸乏力、胸闷不适、心烦急躁等症状。这是因为中医里肝属木，心属火。大家知道木头是可以生火的，所以肝不好，心火自然不能旺盛，就会表现为心慌乏力、胸闷气短等症状。

养心又补肝的食物

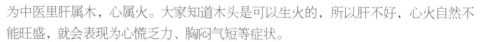

蔬菜	水果	谷类	肉类	水产	其他
菠菜	西瓜	黄豆	猪血	鲫鱼	枸杞
洋葱	苹果	薏米	猪肝	带鱼	酸奶

菠菜猪肝粥

材料 新鲜猪肝 50 克，大米 100 克，菠菜 30 克。

调料 盐 5 克。

做法

❶ 猪肝冲洗干净，切片，入锅焯水，捞出沥水；菠菜洗净，焯水，切段；大米淘洗干净，用水浸泡 30 分钟。

❷ 锅置火上，倒入适量清水烧开，放入大米大火煮沸后改用小火慢熬。

❸ 粥将熟时，将猪肝放入锅中煮熟，再加菠菜稍煮，然后加盐调味。

功效 养心护肝，净化血液。

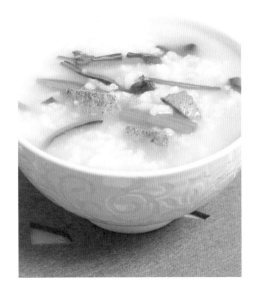

凉拌西瓜翠衣

材料 西瓜皮 100 克。

调料 蒜泥、醋、香油、白糖各适量，盐 1 克。

做法

❶ 西瓜皮洗净，切成长条。

❷ 将蒜泥放入小碗中，加适量凉白开，调入盐、醋、白糖和香油。

❸ 将西瓜皮倒入大碗中，浇上调好的汁，拌匀后放置 5 分钟即可食用。

功效 清肝火，养心。

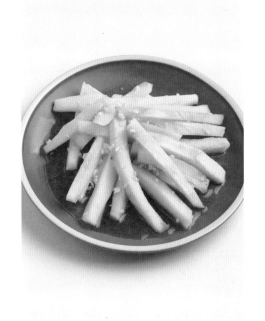

第二章 心好脏腑安，气血通人年轻

心与肾：水火既济不失眠

心肾之间是相互依存、相互制约的关系。根据阴阳属性，心在我们身体上半部分，属阳，在五行中属火；肾在我们身体下半部分，属阴，在五行中属水。在正常生理状态下，心阳不断下降，肾阴不断上升，上下相交，阴阳相济。这种正常的相互帮助、相互制约的关系，称为心肾相交或水火相济。

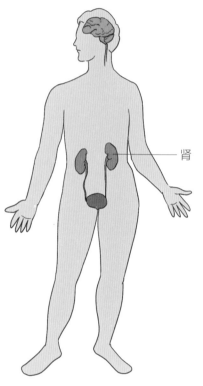

肾

心肾不交，从失眠开始

心在上，肾在下；心属火，而肾属水。肾需要心的滋养，得到了心火的温暖，肾才能不寒；肾在下方为心提供肾水，以滋养心阴，防止心火过旺。如果心肾不通，就会导致肾气不足，心脏也无法得到滋养，容易出现失眠、腰酸背痛等症状。

心肾不交者，可用去核桂圆9个，莲子、红枣各5颗，枸杞子10克，一起泡水喝。这4种食材养心安神，补益肾精，温补气血，常喝此茶能够达到交通心肾，让身体水火相交的目的。

养心又补肾的食物

蔬菜	水果	谷类	肉类	水产	其他
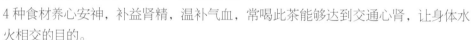荸荠	葡萄	燕麦	鸡肉	虾	莲子
黑木耳	桂圆	黄豆	驴肉	牡蛎	百合

木耳烧圆白菜

材料 水发木耳 100 克，圆白菜 250 克。

调料 葱花 5 克，白糖、盐各 2 克，植物油适量。

做法

❶ 木耳洗净，撕成小片；圆白菜择洗干净，撕成小片。

❷ 炒锅置火上，倒入适量植物油，待油烧至七成热时放葱花炒香，放入木耳和圆白菜片翻炒 3 分钟，用盐、白糖调味即可。

功效 通畅心血管，促进肾脏排毒。

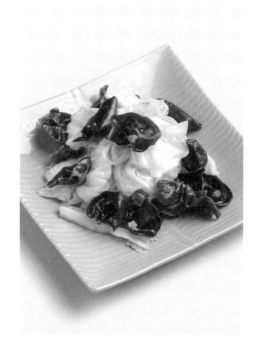

莲藕虾仁粥

材料 莲藕 100 克，鲜虾、大米各 80 克。

调料 盐、葱花、胡椒粉、香油各适量。

做法

❶ 将鲜虾去壳，挑出虾线，洗净后沥干水，放入盐和胡椒粉拌匀；将莲藕去皮，切成均匀薄片；大米洗净。

❷ 锅中放入大米、藕片和水，大火煮滚后转小火，煮至黏稠时，加入虾仁、盐，改大火煮 1 分钟关火，撒上葱花、淋上香油即可。

功效 补心养血，滋养强壮，健脾开胃。

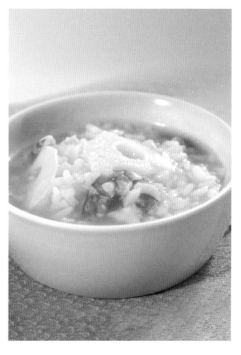

心与小肠：
互为表里，相互影响

人们形容一个人善良，会说他"心肠好"，那么心与肠到底有什么关系呢？二者是相互影响、相互调节的关系。心为里，小肠为表，表里相互关联，形成血脉循环。心和小肠的关系很密切，心功能好则小肠功能就强，小肠功能强则心功能就稳定。

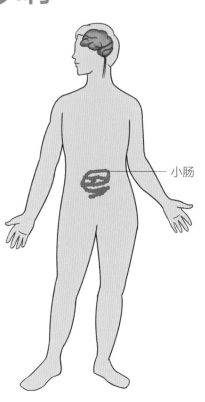

小肠

肩膀疼痛和小肠、心脏的关系

中医认为，"心肠不好"的一个表现就是肩膀疼痛。许多人不理解，肩膀和小肠以及心有什么联系呢？从经络上来看，心的经络在手臂的内侧，小肠的经络沿着手臂一直到头顶，所以说肩膀疼痛和小肠、心都有关系，这也是一些心脏病患者有时会感到手臂、肩膀疼的缘故。

小肠与心均属火，为人体提供热量，小肠异常可以通过心脏反映出来，反之亦然。且小肠主吸收营养，与心主血有密切关系。所以许多人把小肠看成是人体的"第二心脏"。

养护心脏和小肠的食物

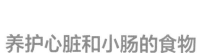

蔬菜	水果	谷类	肉类	水产	其他
大白菜	香蕉	粳米	鸭肉	鲫鱼	蜂蜜
胡萝卜	苹果	燕麦	牛肉	泥鳅	酸奶

胡萝卜炖羊肉

材料 胡萝卜、羊瘦肉各 250 克。

调料 葱花 5 克，酱油 4 克，植物油、料酒各适量，盐 2 克。

做法

❶ 胡萝卜洗净，切块；羊瘦肉洗净，切块，焯透。

❷ 炒锅中倒入植物油烧至七成热，下葱花炒出香味，放入羊肉块翻炒片刻，加料酒、酱油翻炒均匀，加胡萝卜块和适量水炖熟，最后用盐、葱花调味即可。

功效 养心护肠，促进营养吸收。

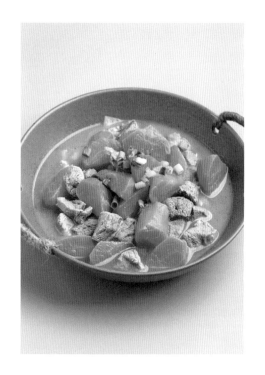

香蕉苹果饮

材料 香蕉 100 克，苹果 150 克，牛奶 200 克。

调料 蜂蜜适量。

做法

❶ 香蕉去皮，切小块；苹果洗净，去皮和核，切小块。

❷ 将香蕉块、苹果块和牛奶一起放入果汁机中，加入适量饮用水搅打均匀，打好后加入蜂蜜调匀即可。

功效 保护心肌，通调肠道。

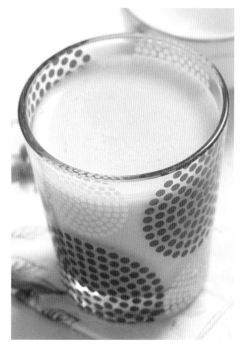

第二章 心好脏腑安，气血通人年轻

47

五脏六腑与五行、方位等对应关系

五脏	主	藏	五行	方位	充	华	开窍	表里	色	味	嗅
肝	疏泄	魂	木	东	筋	爪	目	胆	青	酸	臊
心	血气	神	火	南	脉	面	舌	小肠	红	苦	焦
脾	运化	意	土	中	肌	唇	口	胃	黄	甘	香
肺	宣降	魄	金	西	皮	毛	鼻	大肠	白	辛	腥
肾	精髓	志	水	北	骨	发	耳	膀胱	黑	咸	腐

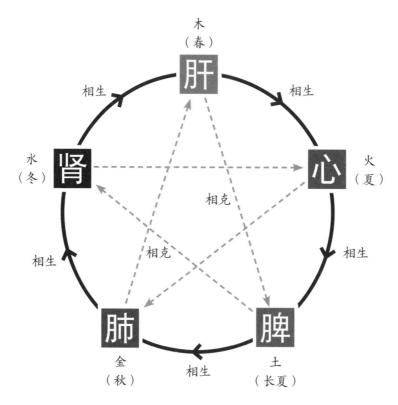

五脏与五行对应关系图

第三章

心脑相通，
心养好脑不衰

养脑先要养心神

扫一扫，看视频

脑充则神健，神健则心明

中医认为，脑和心是相互关联的，二者任何一方出了问题，都会影响另一方，这就是人们常说的"心脑相通"。

● 心脑相通，心通则脑明

中医的心，不单指心脏。心属火，主神明，有关思维、认知的这些功能都归心。在具体器官上，脑有思维的功能，中医认为，脑也隶属于"心"的管辖。在中医里，肾主骨生髓，脑为髓海，在本质上脑需要肾精的滋养，而肾属水，肾水靠心火的引导才能上达脑部，滋养脑部。

心主神明，脑为元神之府；心主血，上供于脑，血足则脑髓充盈，故心与脑相通。喜怒哀乐能够通过心来表达，我们常用到的词如开心、心痛等都是情绪的表达。而有时我们会说头痛、伤脑筋，是大脑的感知，也是情感的表达，所以说二者是相互关联的。我们的思考依靠大脑，但大脑也需要营养，需要供血，而这些需要心脏来完成。心脏负责把营养物质通过血液运输到大脑，保证大脑正常工作。我们感到头晕、头痛有时可能是心脏出了问题，导致输送到大脑的血液流速变得缓慢，供血不足，头脑自然不清醒。所以要想头脑清晰、思维敏捷、逻辑合理，需要强大的心来帮忙，我们一定要学会养心，养心即护脑。

● 按压手部心反射区

位置： 左手第四、第五掌骨之间。

具体方法： 用小棉棒自下向上按压手部心反射区2~3分钟，每日2次。

功效： 养心安神，保护心脑。

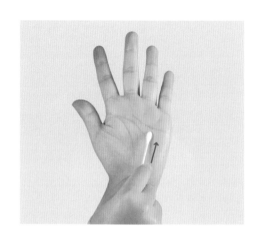

心脑不衰，则全身不衰

我们常形容一个人的记忆力好，会说这个人脑子好使；有些人健忘，也会被认为是大脑出了问题，但其实这和心也有关系。心的功能正常时，我们会头脑清晰、思维敏捷、精力充沛。如果心的功能低下或异常，就容易出现一些精神方面的症状，如健忘等。

● 许多脑方面的疾病，可以从心上找原因

健忘指的是记忆力差，遇事容易忘记。健忘不仅与脑部器质性病变有关，其实还和心的功能好坏有关系。心主血脉，为大脑提供血液，如果气血不通畅，那么大脑就不能得到充足的营养，记忆功能就会衰退，容易出现健忘症状。中医认为"瘀血攻心，心血不足，则神气昏迷，脑则不明"，也阐述了健忘和心脏间的关系。尤其是老年人，因为年龄的缘故，心脏功能减弱，血管弹性下降，导致输送到大脑的血液减少，进而出现健忘、失眠、头晕等症状，严重时甚至可引发阿尔茨海默症。所以老年人出现了健忘的症状，可以考虑通过强心来改善。

现代医学上有所谓"植物人"的说法，是指脑组织受到严重损伤，基本失去知觉，但心脏仍在跳动，生命得以维持——即自主神经系统仍在运转。如果修复得当，还是有可能恢复正常的，有很多植物人就在亲人的关怀照顾下苏醒了过来。

心脑相连，脑不好也会反作用于心，影响人的神智和气血运行。不过这种情况比较少见，从日常保健来说，还是要多保养我们的心，心清则头脑自明。

● 养心补脑小方法：手梳头

有一个养心补脑的中医秘法，就是用手梳头。头为诸阳之会，所有阳经都会汇聚在头上，按摩头部就等于按摩了所有的阳经。

操作方法： 先用手略微用力揉后颈，使新鲜气血往头部流动，再用手指从额头向后脑勺梳头。梳头过程中遇到的小疙瘩都是经络不通的地方，可在此处停下，多按摩一会儿。每天用手指梳头 10～15 分钟就可以了。不过要想效果好，一定要长期坚持，小疙瘩消失时，人体经络就会恢复通畅。

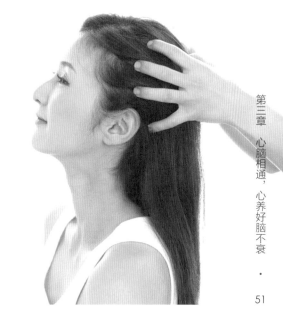

养心健脑吃什么

扫一扫，看视频

玫瑰佛手茶，消滞化瘀护心脑

中医认为，气血是人的生命基础。气血充沛，则经脉畅通，不容易被心脑血管病盯上。气血亏虚或运行不畅，是百病之源。因为气运行不利，常会引起血液的运行瘀滞，血流缓慢就会使心脑血管逐渐瘀堵，从而引发心脑血管疾病。

理气消滞，玫瑰、佛手效果好

玫瑰花是一种珍贵的药材，调和肝脾、理气和胃，在《本草纲目》中有记载。玫瑰花气味芳香，既能疏肝理气而解郁，又能活血散瘀，有柔肝醒脾、行气活血的作用，主要适合于肝胃不和所致的胁痛脘闷、胃脘胀痛。

佛手为芸香科植物佛手柑的果实，其味辛、苦、酸，性温，香气浓郁，有和中理气、消痰利膈的功效，主治胃痛胀满、痰饮咳嗽、呕吐少食等。方中佛手既可助玫瑰花之力，又能行气导滞、调和脾胃。二物合用，有疏肝解郁、宽中理气的效果。

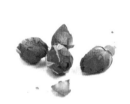

玫瑰：调和肝脾，行气活血

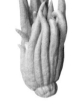

佛手：疏肝解郁，调和脾胃

玫瑰佛手茶

活血化瘀，保护心脑

材料 玫瑰花5克，佛手5克。

做法 将玫瑰花、佛手一起放入瓷杯或玻璃杯中，倒入沸水，浸泡10分钟，即可饮用。每天1剂，随喝随泡。

功效 活血、消滞、化瘀，养护心脑血管。

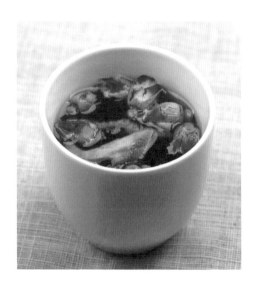

胡萝卜炒木耳，保持心脑血管畅通

保持心脑血管畅通，是预防冠心病的有效途径。平时多吃一些对疏通心脑血管有效的食物，有利于预防心脑血管疾病。

◖木耳、胡萝卜，疏通血管，防血栓形成

木耳中的多糖能够抑制胆固醇在血管壁上的沉积，防止动脉粥样硬化和血栓的形成，减轻血液对血管壁的压力，起到降低血压的作用；胡萝卜中的 β－胡萝卜素可以在体内转化成维生素 A，使血管保持畅通。二者一起炒食，对预防心脑血管疾病的作用很好。

胡萝卜炒木耳

保持心脑血管畅通

材料　胡萝卜 120 克，水发木耳 50 克。

调料　植物油、葱段、姜丝、料酒、盐各
　　　　适量。

做法

❶ 胡萝卜洗净，切丝；木耳洗净，去蒂，
　撕成小片。

❷ 锅中放少量植物油，烧热后，用葱段、
　姜丝爆锅，烹入料酒，倒入胡萝卜丝、木
　耳片煸炒，加盐和少许清水，稍焖即熟。

功效　木耳对预防心脑血管病有益；胡萝卜
　　　　中的 β－胡萝卜素能够转化成维生
　　　　素 A，有利于保持血管畅通。

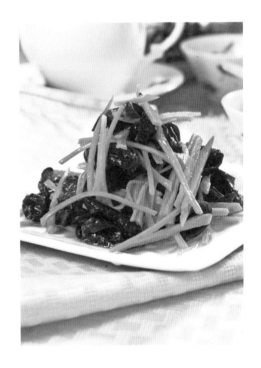

山楂红枣莲子粥，活血化瘀养心脑

中医认为，心脑血管病的发生与心、肝、脾、肾各脏器的盛衰关系最密切。心的气血不足或肝的疏泄、脾的运化、肾的温煦滋养等生理功能失调，会引起痰浊、瘀血、气滞、寒凝等病理产物阻塞心脉，使心脉不通、心失所养，容易导致心脑血管病发生。

◗ 山楂可活血化瘀，改善心肌缺血

山楂可活血化瘀，能预防心脑血管疾病，具有扩张血管、增加冠脉血流量、改善心肌缺血的作用。

山楂红枣莲子粥

活血，养心，补脑

材料 大米 100 克，山楂肉 50 克，红枣、莲子各 30 克。

调料 红糖 10 克。

做法

❶ 大米洗净，用水泡 30 分钟；红枣、莲子分别洗净，红枣去核，莲子去心。

❷ 锅置火上，倒入适量清水大火烧开，加大米、红枣和莲子烧沸，等莲子煮熟烂后放山楂肉，熬煮成粥，加红糖搅拌均匀即可。

功效 山楂可以增加冠状动脉血流量，对预防心肌缺血有一定作用；红枣能补血活血，养护心脑；莲子有清心安神的功效。

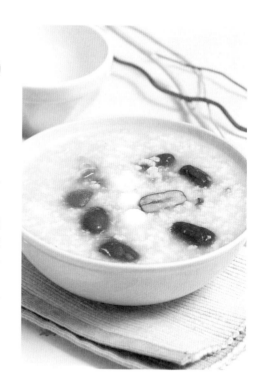

鱼头汤，安神养脑效果好

经常用脑的人平时可以多吃一些补脑食物，如鱼头汤。鱼头可以向大脑提供优质蛋白质和钙，鱼头所含的脂肪酸多为不饱和脂肪酸，不会引起血管硬化，相反，还能保护血管。

鱼头汤，可安神健脑、促进睡眠

鱼头汤，具有益脑醒神、助眠的功效，能缓解失眠、调理记忆力下降。

鱼头汤

改善大脑功能

材料 胖头鱼鱼头800克，虾仁、鸡肉各50克，鲜香菇35克，天麻片15克。

调料 植物油、葱段、姜片、盐、胡椒粉各适量。

做法

❶ 鱼头洗净；香菇洗净，去蒂，切片；虾仁洗净，去除虾线；鸡肉洗净，切片。

❷ 锅内倒适量植物油烧热，放胖头鱼鱼头煎片刻，加香菇片、鸡肉片略炒，倒入适量清水，加入天麻片、葱段、姜片，小火煮20分钟，放入虾仁煮熟，加盐、胡椒粉即可。

功效 鱼头富含蛋白质和钙，可改善脑功能；香菇可补气养心；天麻可平抑肝阳，祛风通络。

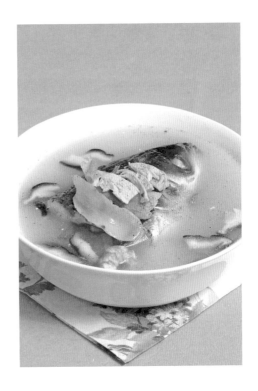

穴位按摩，安神护脑效果好

按揉百会穴，调节心脑功能

百，多的意思；会，交会。百会是手足三阳经、肝经和督脉等多经的交会处。

百会穴，安神健脑的要穴

百会穴位于人体最高处，又为手、足三阳经与"阳脉之海"——督脉的交会之处，因此本穴为人体阳气盛极之处。穴性属阳，又于阳中寓阴，故能通达阴阳脉络，连贯周身经穴，对于调节机体的阴阳平衡起着重要的作用。本腧穴位于头顶正中，内应于脑，故而与脑密切联系，也是调节大脑功能的要穴。按揉百会穴可醒脑开窍、安神定志。

按揉百会穴，头部疾病无处躲

按揉百会穴能够缓解多种病症，尤其是与头部相关的疾病，如头痛、眩晕、头重脚轻、高血压、失眠、健忘、老年性痴呆等。

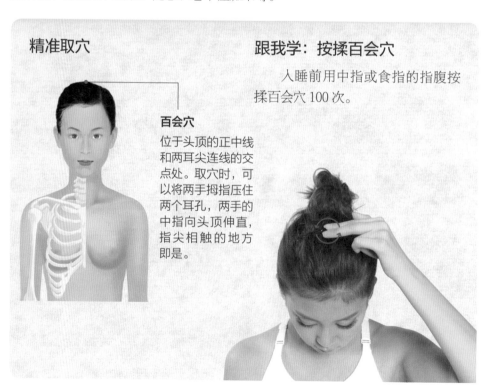

精准取穴

百会穴
位于头顶的正中线和两耳尖连线的交点处。取穴时，可以将两手拇指压住两个耳孔，两手的中指向头顶伸直，指尖相触的地方即是。

跟我学：按揉百会穴

入睡前用中指或食指的指腹按揉百会穴100次。

按揉风池穴，健脑提神

风，风邪；池，池塘。穴在枕骨下，局部凹陷如池，乃祛风之要穴。

▸风池穴，调理神智类疾病的要穴

风池穴为阳维脉的交会穴，阳维脉又通督脉，督脉入络脑，"脑为元神之腑"，因此，风池穴多用于治疗神智类疾病。

▸按揉风池穴，改善脑供血不足

经常按揉风池穴，有行气活血、醒脑开窍、升阳补气、改善颅内供血不足、促进大脑血液循环的功效。

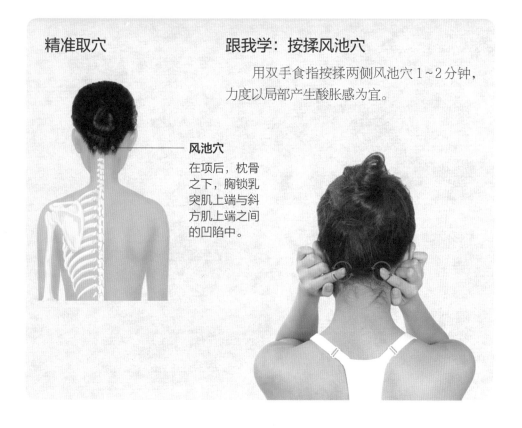

精准取穴

风池穴
在项后，枕骨之下，胸锁乳突肌上端与斜方肌上端之间的凹陷中。

跟我学：按揉风池穴

用双手食指按揉两侧风池穴1~2分钟，力度以局部产生酸胀感为宜。

按揉神庭穴，安神醒脑不眩晕

神是指元神；庭就是宫廷、庭堂。中医说"脑为元神之府"，意思是说人的精神、智慧等是从大脑生发出来的。而神庭呢？是这个府里面最中心的地方，是元神居住的地方，故名。

神庭穴，人体的智慧之穴

《西游记》人们都知道，玉皇大帝住的地方叫天庭。中医里神庭和天庭意思差不多，神庭穴又名天庭穴。古人说"神者，智之渊也。"神庭穴是智慧之穴，主要用于调控神经系统，对于辅助治疗神智方面的疾病，更是它的"独门绝技"。如果时常感觉头脑迟钝，昏昏沉沉的，或者情绪波动很大，那就要多按摩神庭穴。

按揉神庭穴，可使人的大脑更聪明

神庭穴有清头散风、镇静安神之功。经常按揉此穴，可使人的大脑更聪明，提神静心。常按揉此穴，还可以治疗惊悸不安、头痛、目眩、失眠、记忆力减退等病症。

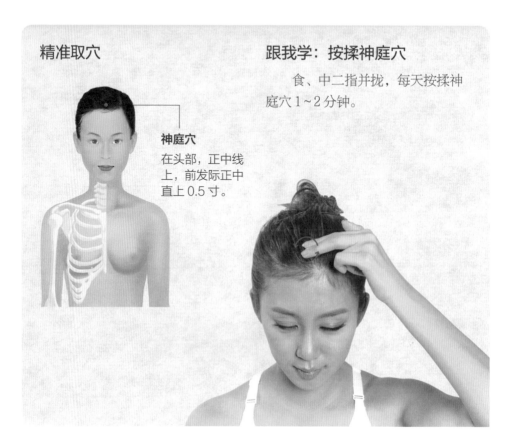

精准取穴

神庭穴
在头部，正中线上，前发际正中直上 0.5 寸。

跟我学：按揉神庭穴

食、中二指并拢，每天按揉神庭穴 1~2 分钟。

按揉四神聪穴，养心安神又健脑

四，四个、四周；神，神志；聪，聪明。此穴一名四穴，能主治神志失调、耳目不聪等病症，故名四神聪。

四神聪穴，保健大脑的要穴

年纪大了，经常头痛、健忘，这个时候多按摩头顶的四神聪穴，有利于解决这些不适症状。此外，四神聪穴还是脑血管病后遗症恢复的保健穴。中医科学实验表明，按揉四神聪穴，还能够调节睡眠节律，延长睡眠时间，减少药物不良反应。

按揉四神聪穴，可以醒脑开窍

中医认为，经常按揉四神聪穴可以起到镇静安神、清头明目、醒脑开窍的功效。临床上，四神聪穴多用于失眠、健忘、癫痫以及各种头痛（包括偏头痛）、眩晕等病症的治疗。

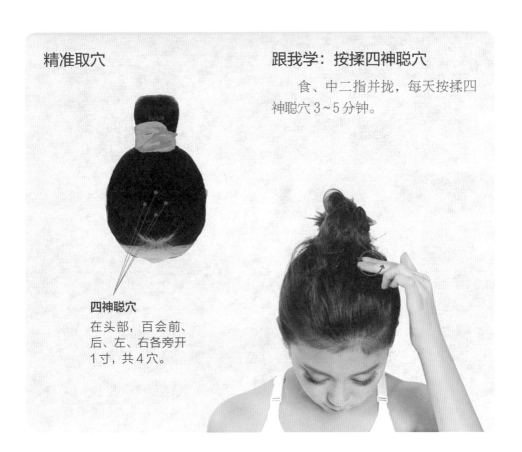

精准取穴

跟我学：按揉四神聪穴

食、中二指并拢，每天按揉四神聪穴3~5分钟。

四神聪穴
在头部，百会前、后、左、右各旁开1寸，共4穴。

养心补脑简单小动作

转网球、核桃，促进心脑血液循环

该动作不仅可以促进心脑血液循环，锻炼手指的灵活度，还可以预防阿尔茨海默病（老年痴呆）。

操作方法

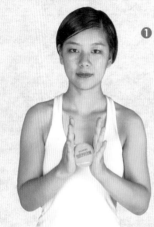

❶ 双手夹住网球，缓慢有力地旋转，通过网球刺激整个手掌。还可将双手指交叉起来，夹住网球按3秒钟后分开，然后再按。反复多次进行。

❷ 把两个核桃放在手心，相互按揉，这种方法可以很好地活动每根手指。

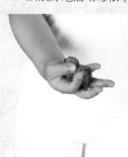

咬牙切齿，防血栓

咬牙切齿能使头颈部的血管随着肌肉运动一收一舒，从而保持血管弹性，加快血流循环，预防脑血栓。

操作方法

上下牙齿对合之后，用力一紧一松地咬合，咬紧时加倍用力，放松时也互不离开。

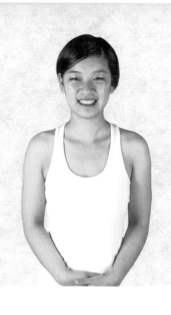

巧妙掩耳，使头脑清醒

耳朵周围穴位众多，如耳尖、翳风等，掩耳的同时按摩这些穴位，可起到疏通经络的作用。反复低头仰头，可促进头脑部血液循环。充足的血液可使人头脑清醒，让人放松。

操作方法

❶ 每天清晨或临睡时，用手指摩掌两耳直至发热，然后手心迅速掩住双耳，接着左右扭颈做回头顾盼状，各6次。

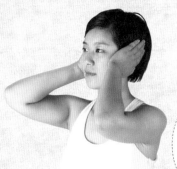

小贴士

左右扭颈时，速度不要过快，当心扭伤颈项。每日早晚各做1次。

❷ 用力点头如鸡啄米状6次，呵出浊气6口。

高抬腿脚，放松神经、养护心脑

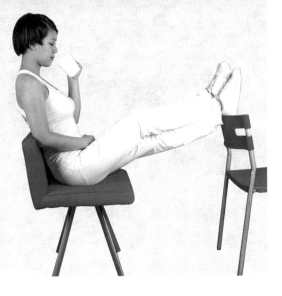

双腿抬起高于心脏后，脚和腿部的血液会回流到心脏，不仅能够养护心脏，还能够放松长时间绷紧的神经，使人神清气爽。

操作方法

休息时，可将两腿高高抬起放在椅子上数分钟，借此机会喝杯茶，也可以保养身体。

温风吹手，预防脑部衰老

用暖风枪吹手，可以预防脑部衰老，加强脑部血液循环，减少痴呆症、脑梗死和卒中的发生概率。

操作方法

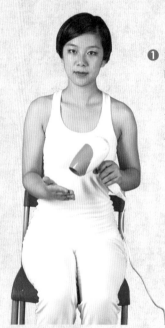

❶ 洗发、洗脸后，用电吹风向手掌吹送温风。感到稍热时，就移开电吹风，然后再靠近手掌吹风，这样反复进行 5~6 次，让电吹风发出的温风刺激到整个手掌。

❷ 拇指做 360° 旋转。旋转时拇指指尖尽量画圆形。拇指可按顺时针及逆时针方向各旋转 1~2 分钟。

小贴士

手上的经络遍及全身，简单的手部运动可以起到保护大脑的功效。

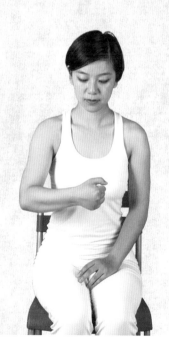

养心健脑手指操

燕子飞：加强大脑供血，提神醒脑

大脑供血不足时容易出现疲劳感。大脑只占人体的 2%，但它却需要全身血液供应总量的 20%，脑细胞要靠充足的血液供应来维持和活跃，这样才能进行正确的判断和正常的思维活动。所以，加强大脑供血，有助于放松精神，改善疲劳。

下面一组燕子飞的手指操，更适合高强度工作、学习后练习，帮助给大脑"回血"，提神醒脑，提高下一阶段的工作、学习效率。重复练习 5 次。

操作方法

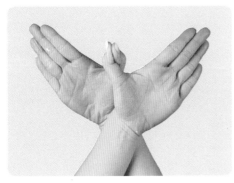

❶ 双手五指并拢掌心朝内，两手拇指相勾，呈燕子展翅飞的姿势。

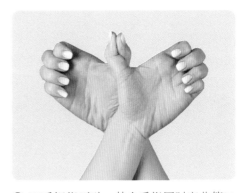

❷ 双手拇指不动，其余手指同时弯曲第二指节。

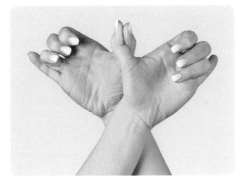

❸ 伸直小指，其余手指保持不动。

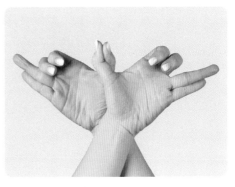

❹ 接着伸直无名指。

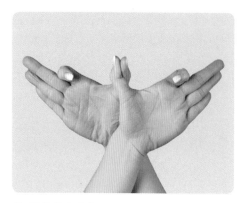

❺ 继续伸直中指。

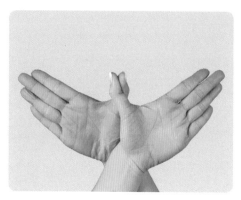

❻ 伸直食指，变成燕子展翅飞的姿势。

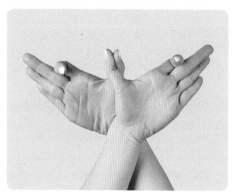

❼ 双手食指弯曲，其余手指保持不动。

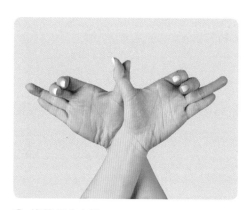

❽ 接着弯曲中指。

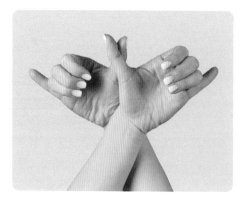

❾ 继续弯曲无名指。

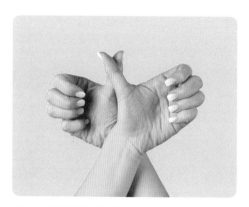

❿ 双手四指同时弯曲。

左右手拿筷子，给大脑快速充电

有人习惯用右手拿筷子，有人习惯用左手拿，练习时用不常用的那只手。准备一双筷子、两个小托盘，把一个托盘里的小物件夹起，运送到另一个托盘中。练习次数根据自己的兴趣而定。

操作方法

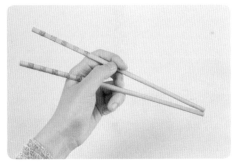

❶ 用正确的手势拿筷子，先练习简单的开合。

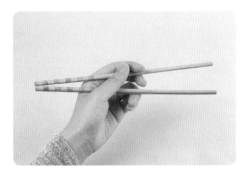

❷ 先从容易夹起的东西练习，习惯后慢慢提升难度。

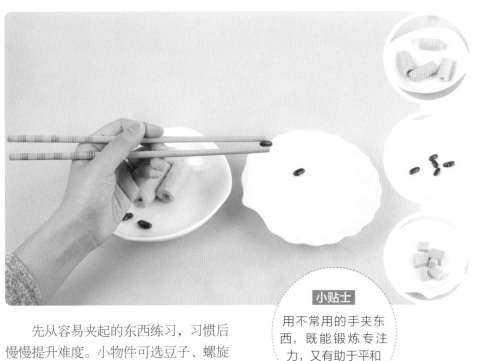

先从容易夹起的东西练习，习惯后慢慢提升难度。小物件可选豆子、螺旋意面、豆腐、魔芋、玻璃弹珠等。

小贴士

用不常用的手夹东西，既能锻炼专注力，又有助于平和心态。

双手切磋，健脑益智

双手按照下面图中提示做互相切磋的动作，可以充分刺激按摩手部穴位，有舒筋活络、健脑益智、提高记忆力、消除疲劳的功效。

操作方法

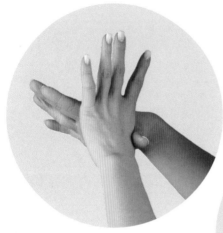

❶ 虎口平击 36 次。叩击大肠经、合谷穴。

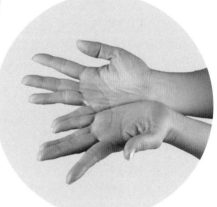

❷ 手掌侧击 36 次。叩击小肠经、后溪穴。

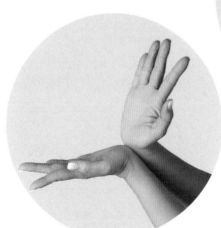

❸ 手腕互击 36 次。叩击心包经、大陵穴。

小贴士

哪些因素会导致记忆力下降

1. 经常熬夜工作，生活节奏快、压力大，缺少甚至没有运动习惯。

2. 过度吸烟、喝酒，蔬菜水果摄入量长期不能达到健康标准，即水果每人每天摄入量为 200~350 克；蔬菜为 300~500 克。

3. 大脑过度疲劳，心情抑郁。

第四章

百病由心生，
体察细节早防治

五官会说话，心有病早发现

皮肤发绀，可能是心脏问题

● 皮肤发绀可能是心脏问题

发绀是皮肤的一种外在表现，指皮肤呈青紫色改变，也称紫绀。由于人体动脉中的血氧分压降低，氧合血红蛋白减少，所以皮肤会呈现青紫色。出现这种现象除了和肺功能异常有关外，和心脏也有很大关系，心脏输血不畅，血液流不到毛细血管，就会出现发绀现象。这种现象一般会出现在毛细血管丰富且色素较少的部位，如手指、鼻部、脸颊、耳郭、口唇等，也可表现在四肢或者身体其他部位。所以当发现皮肤发紫的时候，要及时询问医师，不然可能会贻误病情。

● 让心血管通畅的小妙招

1. 每天晚上用热水泡脚，用温水洗脸，这些都能促进血液流通。然后选择平躺的姿势，将双腿抬高，像蹬自行车一样来回运动双腿，感到腿部发热时调整呼吸，缓慢坐起。双手握空拳，敲打大腿及小腿，敲打时要掌控节奏，最好配合呼吸，不要过快，也不要过慢。每条腿敲百来下，然后缓慢站起，轻揉腿肚，放松腿部肌肉。这个方法简单易行，每天坚持进行，会起到舒筋活血的作用，还可以使腿部肌肉得到放松，缓解人体疲劳，有促眠的作用。

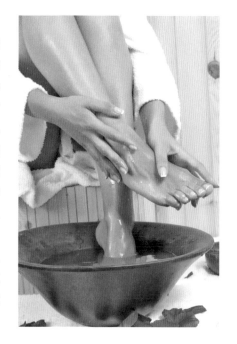

2. 冷热交替水浴。这种方法能够促进血液循环，也可选择温水和热水交替泡浴，这样也会使人体血液流动加快，达到促进血液循环的目的，但不适合心脏病重症患者。

杨力提示	五脏的征象反映在体表

中医认为，脏藏于人体内，而有征象反映于体表，就是所谓脏藏于内，而形见于外。所以可以根据五脏在人体体表的反映进行保健，心气外应于面，我们可以根据面色的状况对心进行保健。

舌为心之苗——看舌识病

舌头是人体重要的味觉器官，可以辨别出各种味道，不但让我们感受到酸甜苦辣，还能辅助发声。中医认为"舌为心之苗"，心"在窍为舌"，也就是说舌头是心的外在体现，心脏的一些病变能够通过舌头表现出来。

● 通过舌头辨别心的健康

正常人的舌头应该是红润柔软的，过白、过黄，发干、肿大等都不正常。有时舌头会出现溃疡发炎的症状，影响我们正常的饮食，严重时还可能影响发声。

其实舌头的不良症状和心是紧密相关的，如舌头发白，可能是心气不足的表现；而舌尖过红甚至溃疡等，可能是心火过旺的表现。所以当我们的舌头，尤其是舌尖，出现红肿、溃疡时要及时治疗，不要再食用辛辣、油腻的食物，尽量多吃蔬菜和水果，多喝水，严重时到医院就诊，以免影响正常进食。

● 舌异常的三种普遍情况

舌头发红	这是心阴不足的表现。健康的人舌头应该是淡淡的粉红色，不会特别红。如果特别红，可能是心阴不足、阴虚火旺的表现。许多患心血管疾病的人舌头发红，并伴有心慌、早搏（期前收缩）、心动过速等不适症状。这主要是因为心阴不足、阴虚火热，身体过热，"烤"到舌头，把正常的粉色"烤"成了红色，再严重下去，红色就会"烤"成黑色。这类人可以在医生的指导下服用六味地黄丸或杞菊地黄丸治疗。
舌头变白	这是气血不足的表现。正常的舌头上有一层淡淡的、薄薄的白色舌苔。舌苔异常变白大致可以分为两种：一种是舌头整个变成淡白色，这是气血不足引起的，若伴有心律失常、乏力的症状，患贫血性心脏病的可能性很大，这种情况最好尽快就医；另一种是舌苔白腻，也就是舌头上有厚厚的一层白苔，这种情况多与中焦湿阻有关，若伴有胸闷、心前区不适的症状，那就要警惕冠心病、动脉硬化的可能了。对于舌头变白的人要多补血，平时多喝红枣猪肝汤。取红枣 8 颗、猪肝 100 克一起煮汤，一周喝 2~3 次有利于改善症状。

正常的舌苔是淡红色的，没有瘀点和瘀斑。如果舌质紫暗或出现瘀点、瘀斑，则说明血脉运行不畅，提示患心血管疾病的风险增大，原来就有心脏病的患者，一旦出现这种情形更要多注意。如果舌头上出现瘀斑，并伴有心慌气短、失眠多梦、心前区刺痛等症状，基本就可以判断患有心血管疾病了。如果是舌上瘀斑伴有头晕、头痛等症状，则患脑血管疾病的可能性比较大。

舌保健操养心脑

因为心开窍于舌，心脑有病，可先反映于舌，出现舌不灵、舌麻等，所以舌的保健对心有一定的好处，闲时可做舌保健操。

【取穴】廉泉穴在颈部，当前正中线上、喉结上方，舌骨上缘凹陷处。

【操作】闭目养神数分钟后，做伸缩舌、舌左右摆动，以及舌在口腔内做顺时针、逆时针画圆各10次，然后按揉舌下廉泉穴，将津液徐徐咽下。

【功效】舌保健操的目的是通过舌对心的良性刺激，促进心功能保持良好的状态。

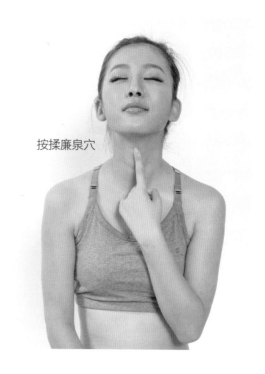

按揉廉泉穴

耳鸣可能是心脏病的前兆

耳朵和心脏，这两个器官看上去离得很远，也没有什么共同的地方。但是你是否知道，对于有些人来说，耳鸣、听力下降（或者丧失）预示心脏病的发生。

耳朵和心脏的对应关系

耳朵之所以能听见声音，是因为耳朵内部血流通畅，营养物质能够通过血液输送到耳部。如果心脏功能差，血液运输能力弱，血液不能遍布于耳朵，耳朵的功能自然会受影响，轻者听力减弱，重者可导致耳鸣，甚至耳聋。反之，耳部经络下达于心，耳部出现问题，可能就是心脏功能异常的一种体现，二者是相互关联的。

耳鸣可能是心脏病的"预警"

耳朵是人体重要的听觉器官，所以当耳朵出现问题时，一定要引起注意，千万不要大意。耳鸣是一种较为常见的症状。耳鸣的病因有多方面，外在的环境和身体内部的病变都能引起耳鸣。例如耳内耵聍过多、有异物，内分泌紊乱等都可能引起耳鸣。

患有高血压、糖尿病的人出现耳鸣时，更要引起重视，因为耳蜗以及内部血管对缺血和缺氧很敏感，当人体血液流通出现问题时，耳朵会先有反应，而其中最重要的表现就是耳鸣。尤其那些年龄较大的人，持续多天的耳鸣可能是冠心病及其他心血管疾病的前兆。

大耳垂可能是冠心病

中国自古以来就有耳垂大有福的说法，其实不是这样。尤其对于老年人来说，若耳垂肥厚且上面有深沟，一定要引起注意，这有可能是冠心病的表现。当然，随着年龄的增长，许多老年人的耳部都会出现皱纹，这是正常现象，而我们这里说的深沟指的是"冠状沟"。

冠状沟和其他浅显的皱纹不同，它是一条明显且孤立的皱纹。许多研究表明，耳垂有冠状沟的老年人患冠心病的概率更大。当发现冠状沟并伴有胸痛、心慌、乏力、气短等症状时，建议及时就医。

经常按摩双耳，防心脏病

经常按摩双耳可刺激耳部穴位，通畅经络，调动体内正气，达到增强机体抵抗力的作用。另外，还能促进身体血液循环，预防血栓形成，能很好地预防和辅助治疗心脏病。

每天可以用手搓一搓双耳，将两手置于耳部，上下搓摩100次。给耳朵按按摩，促进耳部的血液循环，防止疾病发生。

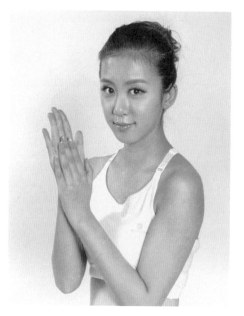

❶ 将双手互搓，搓热。

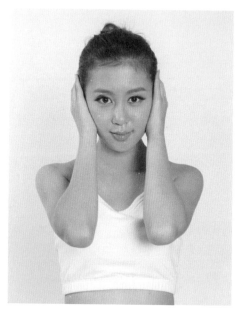

❷ 双手置于耳部，上下搓摩100次。

杨力提示	中老年人出现耳鸣、耳聋要特别留意

若中老年人出现耳鸣及耳聋的症状应及时就医。在检查五官的同时，还要对心血管系统进行相关检查，一定要注意排查心脏病变导致的耳鸣、耳聋。

鼻隶属于心——鼻尖发红、变硬可能是心脏问题

人体通过鼻将氧气送入肺部，然后再将二氧化碳排出体外，这是鼻的作用。鼻为肺服务，而肺又为心脏供氧，所以心脏出现问题，就会通过鼻反映出来。人体很多脏器的疾病可以通过外部器官表现出来，如鼻尖可代表心脏。

● 鼻尖发红、变硬，心脏、肺脏都可能有问题

鼻尖如果出现发红的情况，可能是因为血压升高导致气血上冲。而鼻尖发硬与心脏关系更为密切，如果心脏器官周围的脂肪过多，心脏就会变大，功能也会逐渐变差。这种情况有时会通过鼻反映出来，表现为鼻尖发硬，且比正常人鼻尖要硬许多。但并不是所有的鼻尖发红、发硬都和心脏功能有关，许多其他原因也会让人出现这种症状，如脾热，鼻尖也会发红。

● 经常按摩鼻可缓解鼻尖发红、变硬的症状

鼻是人体的重要器官，而且鼻上面有许多穴位，平时经常按摩鼻，对缓解鼻尖发红、变硬有很好的效果。

在此介绍一种方法——按摩全鼻，可选择双手同时进行，用双手的食指从睛明穴（位于面部，目内眦角稍上方凹陷处）向下按压，一直到鼻最下端；然后从最下端向上端按压，反复进行数十次。按压时要注意力度，不要用力过猛，不然会损伤鼻梁骨。这种方法使鼻腔内血流顺畅、温度升高，可以预防冷空气的侵袭，从而达到润肺护心的目的。鼻有伤的人不宜按摩。

还有一种方法，仅按摩鼻尖。按摩之前，用清水将鼻洗干净，然后将食指轻放在鼻尖上，顺时针、逆时针交替按摩，各按摩30次，每天做2次即可。鼻很脆弱，按摩时要注意力度，力度过大会伤害鼻腔内的软组织。

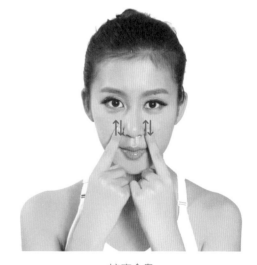

按摩全鼻

眼睑水肿可能是心脏病

眼睛能够明视万物，辨别颜色，是依赖五脏六腑精气的滋养。"五脏六腑之精气皆上注于目而为之精。"这里的"精"，指的是精明，就是眼的视觉功能。因此眼睛不是孤立的存在，如果脏腑功能失调，精气不能充足流畅地上注于眼，眼的正常功能就会受影响，甚至发生眼疾。

▶ 眼睛和心的关系

心藏神，五脏精气皆为心所主，而眼靠心主之精气所养，视物又受心神支配，人体脏腑精气的盛衰以及精神活动状态都能够反映在眼睛上，所以目又为心之外窍。

心主血脉的功能失常，脏腑经络供给眼部的气血不足，就会导致视物昏花。如果血脉瘀阻，气血供给中断，就会发生视觉障碍，甚至突然失明。

▶ 眼睑水肿，可能是心脏病的表现

患有心脏病时，身体易出现脂肪堆积，这种情况在眼部的表现会更明显。脂肪堆积时，眼睛虹膜外会有灰色的环出现，这个灰色环一般是在虹膜的上方和底部，不会影响视力。发现这样的环，表明可能患有心脏病，应该尽早做检查。

心脏病还可能引起眼睑水肿。心脏病可导致心力衰竭，当心功能不全时心脏收缩加强，会产生闷的感觉，而心力衰竭时因为静脉回流受阻可导致水肿，出现眼睑水肿的表现，当这两种症状同时出现时一定要及时就医，保证休息，减少刺激。

▶ 常做护目养心小动作

1.中医有个传统的护眼方法叫"熨目"，就是闭上眼睛，两手手掌相互摩擦到发烫，然后迅速按抚在双眼上。经常做这个动作，可护目养心。需要注意的是，在熨目前一定要洗净双手。

2.中医还有个方法叫"极目"，就是尽量看向远方。在日常生活中，受条件限制，工作也很紧张，但仍然可以因地制宜选择"极目"。连续看近处45分钟，就应该抽出5分钟看看远处，如站在窗口往远处看，往有绿色的地方看看，如果高楼林立，往楼顶看也行，可舒缓眼睛疲劳，使心情舒畅，但要注意不要让阳光直射眼睛。

3.按摩也可以放松眼部肌肉。当觉得眼睛疲劳的时候，可以揉一揉四白穴（在面部，目正视，瞳孔直下，眶下孔凹陷处）、睛明穴（在面部，目内眦角稍上方的凹陷处）、太阳穴（在颞部，眉梢与目外眦之间，向后约1横指的凹陷处），注意不要按压到眼球。

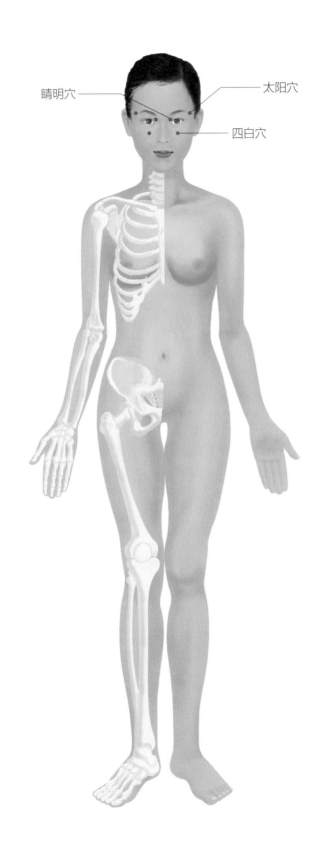

睛明穴

太阳穴

四白穴

心的常见症状表现与调理

人无力、常感冒——心气虚

"心气"是指心的一切活动，它包括内部功能以及人体外在的精神面貌。所以心气足，人体血脉顺畅，器官功能稳定，人就健康；缺乏心气，人就会萎靡不振。

心气不足的表现有哪些

心气不足有什么表现呢？就是话说多一点，稍微劳累一点，就觉得心慌，四肢乏力，气不够用。这是因为心气不足，无力推动血液，引起心血不足，心失所养，日久心脏容易发病。还有就是平常动不动就感冒。中医认为，表气不固就容易感冒，这也是心气虚的一种表现。

保养心气吃什么

保养心气平时要注意静养和慢养。因为生活和工作节奏快了，对心气的耗散就会变大。所以该快的时候快一些，该慢的时候一定要慢下来。例如，上班的时候你快节奏工作，那么下班了就要放慢节奏，进行静养。在食补方面，常吃桂圆、莲子、百合、木耳等，可以益心气、养心阴。

补心气，防感冒，黄芪赛过人参

提到补气，许多人认为人参是首选。但实际上，人参更适合需要大补元气的人。患有长期消耗身体元气的慢性疾病的人，也就是久病伤气、元气大伤的人，患病后期比较适合用人参补气。生活中大多数气虚的人，都是虚在表，没有伤及根本，用人参补气就太过，用黄芪则刚刚好。

黄芪是一种传统的补益药物，有很好的补气升阳、益气固表的功效。黄芪最为熟知的就是补气，黄芪对各种类型的气虚都有很好的补益作用。

黄芪还有一个很好的作用，就是预防感冒。有一个预防感冒效果特别好的名方——玉屏风散，它只含三味药——黄芪、白术、防风。此方中，黄芪益气固表，白术补气健脾，防风走表而散风邪。三者合用，益气去邪而不伤正，能起到良好的补气防感冒作用。

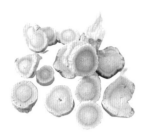

黄芪：益气固表

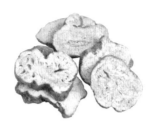

白术：补气健脾

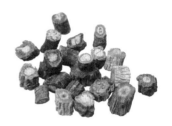

防风：散风邪

山药黄芪牛肉汤

补心气，提高免疫力

材料 牛肉 200 克，山药 100 克，芡实 50 克，黄芪、桂圆肉各 10 克。

调料 葱段、姜片、盐、料酒各 3 克。

做法

❶ 牛肉洗净，切成块，焯去血水，捞出沥干；山药洗净，去皮，切成块；黄芪洗净，切片；芡实、桂圆肉分别洗净。

❷ 汤锅中放入适量清水，放入牛肉块、芡实、山药块、黄芪片、葱段、姜片，淋入料酒，大火煮沸后转小火慢煲 2 小时，放入桂圆肉，小火慢煲 30 分钟，加盐调味即可。

功效 补心气，健脾胃，预防感冒。

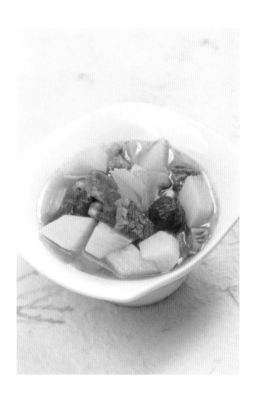

杨力提示 　　**顺应自然，静心养气**

　　人要活动也要休息，古人日落而息，顺应自然。当感到疲乏时，就是身体发出信号，告诉人们要休息了。所以这个时候，建议休息片刻，打个盹，让身体得到充分的休息。

四肢冰冷、易水肿——心阳虚

万病皆损于阳气，阳强则寿，阳衰则夭。要想健康长寿，先要把人的阳气补足。而现在的不少人由于环境、工作的压力，过度消耗阳气，阳气一少，身体就没有足够的温度温煦四肢，人自然也就畏寒怕冷、手脚冰凉了。

● 心阳不足，反映在全身就是畏寒怕冷

如果心的阳气不足，就会出现心慌、胸闷、胸痛的表现，反映在全身就是畏寒怕冷。阳虚则寒，心阳虚的人会表现出一系列的寒证——手足冰凉、肢体不温，特别是冬天，手脚就没有温热的时候。这样的人冬天比较难熬，夏天相对来说比较舒服一些。

阳虚的人由于血液运行不畅，无法上荣面部，面色就比较苍白、黯淡，人也容易没精神，舌苔发白。心阳虚也会影响到水液代谢，心阳极虚的时候，身体会出现尿少水肿、小便清长的现象。

● 心阳虚的人应该多吃性温食物

心阳虚的人应该多食用一些性温和性热的食物来补阳气，少食用生冷的食物以免损伤阳气。性比较寒凉的食物不是不能吃，它们也有丰富的营养和其他食物不能替代的养生功效，但要注意，吃性凉或性比较寒的食物时，一定要配合性温或性热的食物一起食用，来避免食物的寒凉之性给本身就心阳虚的人造成伤害。

例如，吃螃蟹的时候可以就着姜末或紫苏来弱化螃蟹的寒性。再如，豆浆性凉，所以打豆浆时，配上红枣、红糖等温热的食物一起，这样调配的豆浆既养生又不伤阳气。

扫一扫，看视频

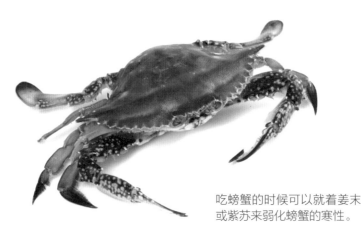

吃螃蟹的时候可以就着姜末或紫苏来弱化螃蟹的寒性。

● 红色食物阳气足、能量多

红色食物大多有温热、能量多、阳气足的特性；按照对应理论，红色食物能影响我们的心与小肠，多半有补血、生血、活血及补阳功效，所以适用于阳虚症状，如形体消瘦、脸色苍白、心慌、贫血等。

食物名称	补心阳功效	食谱推荐
红枣	补脾胃，养心安神	小米红枣粥
番茄	补血养心，美肤	番茄炒鸡蛋
胡萝卜	养心安神，促进睡眠	胡萝卜莲子猪骨汤
羊肉	养胃，养心肺	当归羊肉汤

驱寒姜枣粥

温阳散寒

材料 鲜玉米粒 50 克，鲜豌豆 30 克，红枣 6 枚，大米 50 克，姜片 15 克。

做法

❶ 大米洗净，用水浸泡 30 分钟；鲜豌豆、鲜玉米粒洗净；红枣洗净，去核。

❷ 锅内加适量清水烧开，加入大米，大火煮开后转小火。

❸ 煮 10 分钟，加入姜片、红枣、鲜豌豆与鲜玉米粒，继续煮 20 分钟即可。

功效 生姜性辛温，可散寒暖阳；红枣可健脾益胃、补中益气，加上玉米和豌豆，可补充体力、补虚祛寒。

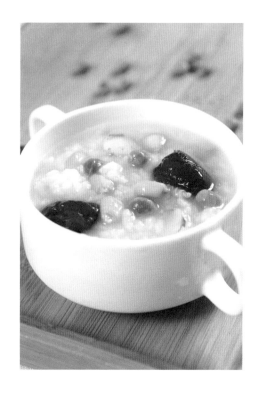

口渴咽干、失眠多梦——心阴虚

在中医里，阴虚是指体内精血或津液等物质亏损引起的一系列病理现象。通常劳损久病或是有热病的人，体内津液耗损过多就会出现阴虚的症状。一般来说，操劳过度、特别爱操心的人容易耗损心中精血，从而出现心阴虚的各种症状。

◗ 心阴虚者，容易口渴咽干、失眠多梦

如果天气干燥，再加上思虑多、操劳费心，很容易损耗心阴，津液一少，各种器官都会比较"干"，所以就会出现口干舌燥、咽干眼涩等一系列"干"症。

除了口渴咽干外，心阴虚的人因为心血亏虚，心失所养，还会有失眠多梦的现象，同时记忆力减退，经常丢三落四。

◗ 心阴虚口渴咽干，喝西洋参石斛茶

津液不足引起咽干口渴的症状，或生活中感到虚烦燥火、喉咙失音、食欲不振，可以用西洋参对症调理。西洋参性苦、微甘而寒，入心、肺、肾经，有补肺降火、养胃生津的功效。不管是因为气候干燥，还是自身消耗过度等原因而出现的津液耗损、咽干口燥、喉咙疼痛的现象，都可以用西洋参泡茶喝来缓解这些症状。

取西洋参3克，石斛5克，泡水喝2~3天，可以改善阴虚火旺、口渴咽干的情况。

需要强调的是，西洋参虽然适用人群很广，但如果药不对症，也会起到相反的作用。西洋参补气养阴，属于凉性药，如果身体有热症，如口干烦躁、手心发热、脸色发红，此时使用西洋参调补可以达到很好的降火效果。反之，若咳嗽有痰、口水多或有水肿等症状，就应避免服用西洋参，否则会加重病情。

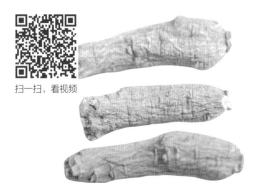

扫一扫，看视频

西洋参：补气养阴

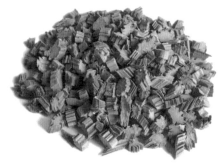

石斛：滋阴生津

心阴虚失眠多梦，喝酸枣仁红枣粥

酸枣仁养血、安神、除烦的效果好，对肝血不足、阴虚内热所致的心神失守、虚烦失眠、心慌不安这种类型的失眠最对症，而且还有疏肝理气的作用。

取酸枣仁10克，红枣15克，大米100克，红糖适量。先煎酸枣仁、红枣，去渣取汁，再同大米一起煮粥，粥成后放入红糖，稍煮即可。

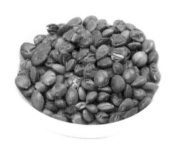

酸枣仁：养血，安神，除烦

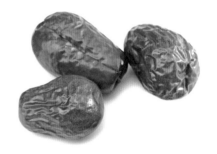

红枣：补养肝血

调心阴可从滋肾做起

心阴虚和肾有着密切的关系，心属火，肾为水，水不上行，心火不调，水火失衡，最终导致心阴虚。所以，调心阴可从滋肾做起。

按揉涌泉穴，可以引火归元，促进心肾交泰，滋养肾阴。

精准取穴： 脚趾屈，在前脚掌中心凹陷处即涌泉穴。

按摩方法： 每天用食指在涌泉穴上按揉2~3分钟，长期坚持。

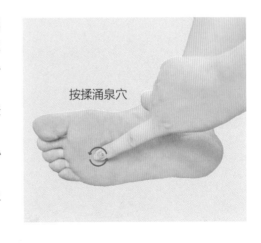

按揉涌泉穴

胸区憋闷刺痛、月事不顺——心血瘀阻

中医有"久病多瘀"的说法，这个瘀，就是瘀血。正常情况下，我们身上的血液在心强有力的推动下，流经全身，为身体各个组织输送营养和氧气。一旦由于某种原因导致血流失畅或凝滞不动形成血块，就产生了瘀血。

如何判断自己是否心血瘀阻

可以先看看自己的面部、口唇、指甲、舌头，如果颜色青紫，就说明有瘀血，特别是舌头，如果上面有瘀点、瘀斑，舌底静脉凸起，说明血瘀情况较重；女性朋友要看看自己的经期是否正常，如果有血块也说明体内有瘀血，这样的人很多还会经期小腹疼痛、精神紧张、爱长痘；最后一个是胸区憋闷刺痛，人一旦心血瘀阻，胸区瘀血内停，心失所养，就容易感到心慌、胸区憋闷、胸区疼痛。尤其是在夜间，气血运行慢，疼痛感更会加剧。而且瘀血阻塞胸中，影响气机升降，清阳不升还容易头晕、头痛，瘀血阻滞，新血不生，心神失养就会出现心慌。

解决心血瘀阻，活血化瘀效果好

治病要除根，气血是根本，要改善身体血瘀的情况，需要从两个方面着手：一方面补血加活血化瘀，多吃一些活血补血的药物或者食物；另一方面补气理气，补足心气，气行则血行。这样，自然能够解决心血瘀阻的问题。

山楂干陈皮茶，缓解胸区憋闷刺痛

取陈皮和山楂干各5克，用开水冲泡，每日当茶饮用，可缓解心血瘀阻引起的胸区憋闷疼痛。

山楂干消食化积、活血化瘀的功能较强；陈皮是我们平时所吃的橘子的皮，其放置时间越久，药效就越强，所以称为陈皮。陈皮味辛、苦，性温，温能行气，辛能发散，苦能泄水，其理气降逆、调中开胃、燥湿化痰的功效较好。我们使用陈皮，主要是用它理气的功效。

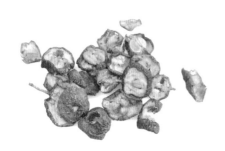

山楂干：活血化瘀

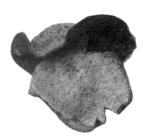

陈皮：理气降逆

女性朋友月事不顺，可喝双花茶

许多女性朋友由于天生比较敏感，遇问题不善于排解，很容易抑郁，时日一长郁而成瘀，所以有"十女九瘀"的说法。女性经血中会出现血块，正是心血瘀阻的表现，这代表女性体内有瘀血，是身体积极向外排瘀血。调理女性经期出现血块，可以泡双花茶饮用。

用玫瑰花5朵、桃花3朵，泡水每天饮用，一直到经血不再出现血块为止。

玫瑰花疏肝解郁、调气养血，其活血化瘀的功效好，饮用玫瑰花茶还能改善不良情绪，能让人气色回转，改善黯淡无光的面色。需要提醒的是，因为玫瑰花活血散瘀的功效很强，所以月经量特别多的女性，可在经期将玫瑰花减少到3朵。桃花入心、肺两经，心主血，肺主气，所以桃花对改善人的气血都有关系，它能活血化瘀、止痛散寒，改善身体瘀血效果很好。

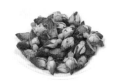

玫瑰花：
活血化瘀

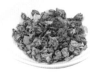

桃花：散寒止痛

按摩中极穴，活血化瘀经期无忧

中极穴是人体元气藏聚的地方。按摩中极穴，对调理心血瘀阻引起的女性月经不调、痛经等效果好。

精准取穴： 从肚脐中央向下量4寸处即是中极穴。

按摩方法： 双手搓热，一只手掌盖住肚脐，另一只手在中极穴上按揉1~2分钟。

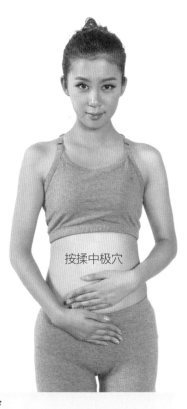

按揉中极穴

杨力提示　　　　　　　　**女性生殖器官最怕冷**

若说女性身体最怕冷的器官是什么？那无疑要数生殖器官了。就如人的手脚血液循环不畅时，易手脚冰凉一样，女性的生殖器官若受寒，则气血运行不畅，子宫不能维持正常温度，甚至迅速下降，则经血不能顺利按时盈亏，月经就不能如常到来。若子宫长期受到寒气的侵袭困扰就会形成宫寒，寒凝则气血运行不畅，从而导致痛经、经期紊乱、月经失调，严重时造成排卵不正常、不孕等症状。

心烦易怒、口舌糜烂——心火亢盛

心主火，火的特点是火性上炎，火是向上燃烧的。身体里时刻有点小火，对维持我们正常的生命活动有益，但是心火过旺，会消耗人的气血，人就容易出现气虚。气虚进一步加重会导致血瘀，从而会出现冠心病、心肌梗死等严重的心脏疾病。

◗ 心火分实火和虚火两种

心火分实火和虚火两种，实火常表现为面红耳赤、口舌生疮、口舌糜烂、尿黄、心烦易怒等；虚火常表现为心烦易怒、盗汗、睡眠不安等。

◗ 心有实火的人，多吃点"苦"

心有实火的人，要多吃点苦味食物。苦味食物具有消暑、退热、除烦、提神等作用，有心火时适当吃一点苦味食品，不仅能缓解由疲劳和烦闷带来的不良情绪，而且还可以清热解毒。清热解毒的最佳苦味食物是苦瓜，不管是凉拌，还是煲汤，都有很好的灭火功效。

苦瓜菊花瘦肉汤

清心火，解毒

材料 猪瘦肉200克，苦瓜150克，菊花15克。

调料 葱段、姜片、盐各适量。

做法

❶ 猪瘦肉洗净，焯水，切块；苦瓜洗净，去子，切片；菊花洗净，浸泡5分钟。

❷ 锅中倒入适量清水，烧沸后放入瘦肉块、苦瓜片、菊花、葱段、姜片，慢炖1小时，调入盐即可。

功效 苦瓜可清热解毒，清心火；菊花可清肝明目。

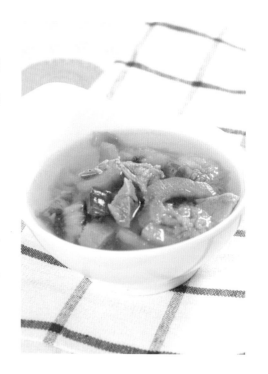

心有虚火的人，可多吃百合和桑葚

虚火旺的人适宜多吃百合和桑葚。百合味甘微苦、性微寒，清热又润燥，用鲜百合加冰糖一起煮食，对清泻心的虚火效果好。而桑葚味甘酸、性寒，有滋阴补血的功效，对于阴虚内热引起的失眠、心慌有很好的调理作用，吃的时候可以直接生食，也可以用50克水煎服。

百合绿豆薏米粥

清心安神，降火

材料 薏米、绿豆各50克，干百合10克。

调料 冰糖10克。

做法

❶ 干百合泡发，洗净；绿豆、薏米分别洗净，用水浸泡4小时。

❷ 锅置火上，倒入适量清水烧开，放入绿豆、薏米，大火煮沸后转小火熬煮约50分钟，煮至粥熟时再放入百合、冰糖，稍煮一下即可。

功效 百合可养阴清热，绿豆可清心肝之火。

温馨提示 煮此粥时，还可加入5克麦冬，滋阴清热的效果更好。

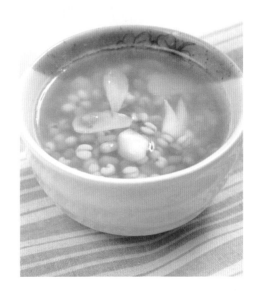

| 杨力提示 | 心火旺的人切忌烟酒和辛辣食物 |

心火旺的人切忌烟酒以及过食葱、姜、蒜、辣椒等辛辣的食物。另外，用于降火的药物一定要慎重，降火药不能随便吃，特别是虚火，只能滋阴，不能降火。降火药一定要在医生的指导下服用，若见"火"就用三黄片之类降火，有时不仅不奏效，反而会加重身体的症状。

心脑血管系统的警报

手

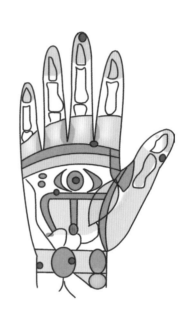

❶ 指甲短小的人，尤其年纪偏大时要注意其颜色变化。指甲略带黯红色则提示血液循环不好。

❷ 冠心病或心绞痛患者的指甲多呈青紫色，或出现黑红瘀斑。

❸ 用拇指按压心反射区，若异常疼痛，且伴有手掌出汗、手指伸不直的情况，说明心脏功能已经衰退。

❹ 如果手部温度偏低，提示人体循环系统，尤其是末梢循环系统功能障碍，易发生心脑血管疾病，如动脉粥样硬化、血脂异常等。

耳

❶ 观察心反射区，有没有点状、弧状、环状的血管形态改变，有无光泽的白色点以及红晕、丘疹等。

❷ 按压心反射区，看是否有压痛感。如果有，提示心脑血管健康状况不佳。

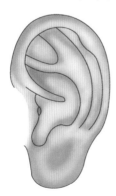

足

❶ 观察趾甲，颜色青紫则说明循环系统有障碍，可能患有心血管疾病。

❷ 用手揉捏，若趾甲麻木没感觉，提示可能有心血管疾病。

❸ 若小趾关节僵硬，要注意预防心脑血管系统病变，如动脉粥样硬化、高血压、冠心病等。

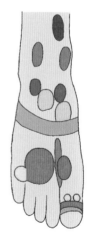

第五章

别让不良情绪
伤你的心

养心先要心情好，
情志畅达防百病

心情好，心才养得好

俗话说：笑一笑，十年少；心情好，疾病少。愉快的心情，能够使人精神焕发，安养心神，疾病不能侵袭。

▪ 保持好心情，能使生活愉快、身心健康

据现代医学研究，心情愉快时，肌体内可以分泌较多有益的激素酶和乙胆碱，这些活性物质能促进血液循环，使内脏器官得到充分的氧气和营养供给，有力地促进组织器官影响新陈代谢过程，延缓大脑衰老。

凡经常保持心情愉快的人，经常有一种青春活力，这样的人患心脏病、高血压及精神因素有关的疾病的比例，比一般人要少30%以上。因此，一个人保持愉快的心情，是健康长寿的一个非常重要环节。

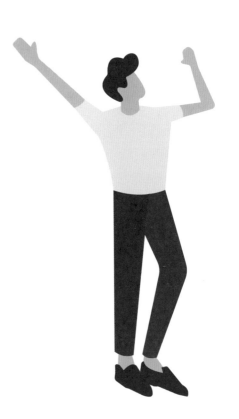

▪ 心情郁闷，易产生各种疾病

心情郁闷，工作紧张，压力大，容易使人急燥，易产生各种疾病，就像一台机器在好的工作环境中工作出色；在雨雪等恶劣的条件下，就容易产生各种问题。

同样是一个人，心情好时，工作热情大，干劲足，工作效率高；而心情不好时，容易急燥，心烦意乱，看谁也不顺眼，同事之间易产生摩擦，工作效率低，身体健康也受到影响，疾病也容易上身。所以，为了使自己有一个健康的身体，我们要学会并善于调节自己的情绪，使自己有一个好的心情。

知足者心常乐

生活中许多人喜欢与别人攀比，要知道攀比容易使人产生无尽的烦恼，若烦恼缠身，吃不下饭，睡不着觉，久而久之，疾病入体，谈何健康长寿？

这里给大家开一个心灵处方：要保持心情愉快、精神安定，要知足而乐、自得其乐、大肚能容、笑口常开，不要攀比、忧患得失、小肚鸡肠、愁眉苦脸。真正做到这个，自身的抵抗力就强了，免疫力也会得到提高，病邪就不容易入侵了。

事若知足心常乐，人能无求品自高

漫漫人生路，谁的人生能一帆风顺呢？所谓"人生不如意事，十常八九"，加上责任的重担和紧张的工作，心这个"君主之官"，会受到各种各样的冲击，若是处理不好会形成"主不明"的状态而引发"十二官危"，从而产生各种疾病。

古人云"仁者寿""乐者寿""事若知足心常乐，人能无求品自高"。若能在逆境中保持乐观向上的情绪、从容平和的心态，做到"事大事小，过去就了"，对于身心健康自然会有好处。

"事在人为，莫道万般皆是命；境由心造，退后一步自然宽"。很多人都爱说没有过不去的坎，但真正遇到具体事情时，又是毫厘不让，寸土必争，常常为一些鸡毛蒜皮的小事，闹得天翻地覆。

与此相反，《红楼梦》中的贾母胸怀宽广。贾母之所以能在那个"人生七十古来稀"的年代活到83岁，与她的心宽神宁、豁达仁厚、乐观开朗是分不开的。她虽年高却爱看戏，一副"老小孩"的性格，常与儿孙们猜灯谜取乐，和晚辈、下人打成一片，用今天的话说，就是能做孩子的好朋友。她对周围的人慈祥宽厚、和蔼可亲，深得晚辈们的拥戴和孝敬，可以称为"仁寿"。

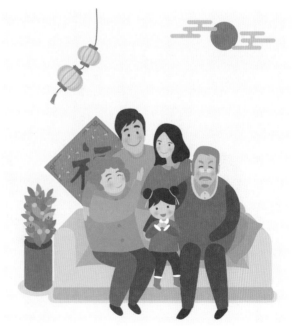

心要静养，需远离烦躁

长期置身于嘈杂的大城市环境中的人，内脏的每一个器官都在高速而超负荷地运转，他们出现心血管问题的概率也更高。这是为什么呢？嘈杂的环境会使身体的应激激素长期处在一个较高的水平，这会使罹患心血管疾病的风险大大增加。

◗ 让心安静下来，以静养心

我们生活的环境越嘈杂、生活节奏越快，越需要安静。以静养心的观念由来已久，《黄帝内经》告诉我们，养心需要"恬淡虚无"，也就是让自己拥有宁静平和、豁达乐观的心境。中医认为"静则生阴"，可以降低人体阳气和精气的消耗，所以对于减少快节奏生活给身体带来的不良影响有很好的效果。

如果我们的内心力量还没有强大到能够在喧嚣嘈杂的环境中保持内心的安宁，那就需要借助一些方法，改善我们所处的环境，从而求得内心的宁静。

◗ 让心变得宁静的方法

首先，让眼睛清净。灯红酒绿的东西看得多，很容易让人心烦意乱。如果你每天看到的都是钢筋水泥，那么建议周末要去趟郊外，多看看绿草、鲜花，自会心旷神怡。

其次，让耳朵清净。如果一直受噪声污染影响，很容易诱发心脏病。对于生活在强噪声环境中的人来说，建议大家听一些曲调优美、节奏舒缓的音乐。

最后，就是静心了。蜂鸣调息法，能让心情变得平和、安静。

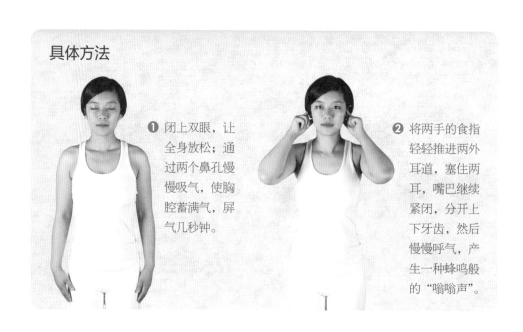

具体方法

❶ 闭上双眼，让全身放松；通过两个鼻孔慢慢吸气，使胸腔蓄满气，屏气几秒钟。

❷ 将两手的食指轻轻推进两外耳道，塞住两耳，嘴巴继续紧闭，分开上下牙齿，然后慢慢呼气，产生一种蜂鸣般的"嗡嗡声"。

静坐养心，赶跑偷心的贼

《黄帝内经》中指出"静则神藏"，静坐是一种很简单的养神方法，只需放松身体闭目静坐即可。静坐可澄心，符合中医"心定则气和顺，气和顺则血道畅，精气内充，正气强盛，强身祛病"的观念。

为什么要静坐

静坐的好处，简单概括来说，有两个方面。

其一，静坐益养心。现代人压力大，我们平时往往只注意"身病"，却忽视心病，其实大部分身体疾病是由于心虚气弱造成的，而心虚气弱多是因为忧思惊恐、心烦意乱所致。中医讲是心乱气短、胆惊肝旺、气血耗损，这样六邪（风、寒、暑、湿、燥、火）就会乘虚而入。练习静坐可使散乱的心念归于凝定，心定则气和，气和则血畅，所以静坐不但能防病，还能修身养性，延缓衰老。

其二，静坐益通气血。一个人的生命延续最根本的是气血通畅。练习静坐能镇静大脑，尤其是周围神经系统的活动，而周围神经系统有控制新陈代谢、平衡血压、呼吸和心率的作用。因此，静坐可以辅助治疗身心疾病，如高血压、心脏病、偏头痛等。通过静坐练气，可使气血调和流畅，从而平衡阴阳，祛病延年。

静坐的方法

道家养心神的方法就是练习静坐，通过练习静坐，让心神安宁。现代医学发现，心神安定时人的脑电波稳定且有节律；此外，静坐还可以减少能量消耗，缓解疲劳。所以我们可以试着每天静坐10分钟，让自己心神安定。

具体方法

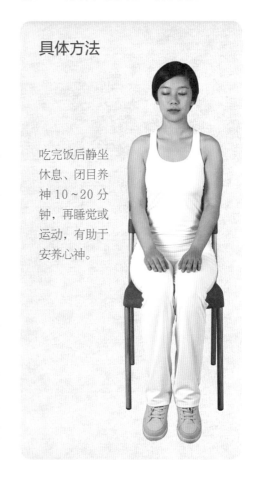

吃完饭后静坐休息、闭目养神10～20分钟，再睡觉或运动，有助于安养心神。

音乐入心，养护心脏

"百病生于气而止于音。"中医认为，音乐可以调理我们的情绪，并与脏腑之气产生共鸣，从而起到调畅精神、鼓动血脉和心脉的效用。在中国古代，音乐除了可以颐养身心、舒神静性，还是一种特殊的养生（治疗）方法。中医认为，音乐可以调养五脏、治疗疾病，就是所谓"一曲终了，病退人安！"

五音可疗疾

早在2000多年前，古人就提出了"五音疗疾"的理论，认为音乐具有中药的各种特性，如归经、寒热温凉、升降浮沉等。此外，中医讲究五行，将五脏与五行分别对应：心对应火，肝对应木，脾对应土，肺对应金，肾对应水。

由于中国古代的音乐只有角、徵、宫、商、羽五音，因此中医也赋予了音乐五行的属性，分别是：角对应木，徵对应火，宫对应土，商对应金，羽对应水。

徵音入心，养护心脏

徵音相当于简谱中的"5"，徵调的风格欢快，轻松活泼，像火一样升腾，具有炎上的特性。中医认为，徵调入心，对心血管的功能具有促进作用，对血脉瘀阻引起的各种心血管疾病也有显著疗效。

代表曲目

《山居吟》《文王操》《渔歌》等。

收听时间

中医认为，11~13时气血流至心经，19~21时流至心包经。心包戌时（19~21时）兴旺可清除心脏周围的外邪，使心脏处于良好状态。从心经、心包经所归属的时间来看，徵音在午睡前收听较好，音量不宜过大，可起到较好的催眠作用，当然也可以在晚饭后收听。每日听1~2次，每次30~60分钟即可。

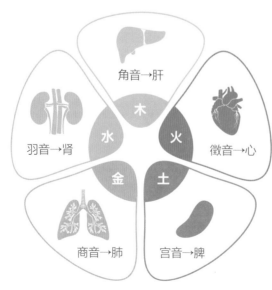

角音→肝　木
羽音→肾　水
徵音→心　火
商音→肺　金
宫音→脾　土

心累是最大的劳累，防心劳很重要

一个人最大的劳累莫过于心累。心累，凡事看不开、放不下，就会导致机体内各器官的调节作用失衡，久而久之疾病就会缠身。

《黄帝内经》中说："心者，五脏六腑之大主也，精神之所舍也……"精神，是指人的意识、思维活动和一般的心理状态。人有七情，是正常的情绪变化，一般是不会损害健康的。但如果突然的，或剧烈的，或长期的精神刺激，使情绪反应过于强烈或持久，就会引起心神的过度活动，导致疾病潜伏人体，这就叫"心劳"。防"心劳"关键要学会自我调摄，保持健康心境。

适当放松

放松，就是丢掉杂念、去掉私心。这里的松不是松劲、松散，而是松而不弛，松而不懈。人生在世，尽量做符合实际、力所能及的事情，不要好高骛远、急功近利，这样日子才能过得真实、自在。

平时即使负担重一点，压力大一点，也要坦然面对，笑对人生。比如适当娱乐给身心放个假，工作之余多运动，可以散步、跳舞、打球等，另外，开怀大笑也是一个好方法，能帮助人宣泄负面情绪。

心存正念

正即指心正、正直、善良。俗话说："不做亏心事，不怕鬼敲门。"只要堂堂正正、清清白白做人，不做违法乱纪、亏心悖德之事，就无愧于心，吃得香、睡得稳，心理自然处于愉悦平衡状态，身体功能必然和谐。

相反，心术不正，整天挖空心思为自己谋算，必然会整天心中不安，夜里噩梦缠身，使得人体生理功能失常，心弦紧绷，正气不足，以致早衰折寿。常怀感恩之心，慈悲为怀，与人为善，多想别人的好处，少记他人的不是，心存正念，少生邪恶，何愁正气不足？正气足者，何病之有？

专心致志

社会在发展，如果跟不上节奏就会觉得累。想干的事情很多，做过的梦也有很多，可是什么也没有做成，就会觉得累。

清朝养生家曹庭栋提倡："心不可无所用，非必如槁木，如死灰，方为养生之道。"可见，专心则凝神，神定则心安。一个人心神安静，集中精力做事，不被外物所打扰，往往不会有疲劳感，也更容易走向成功。

忧愁喜怒思，
都是心的"克星"

扫一扫，看视频

心情郁闷，周身经络也堵塞

人总有心情不好的时候。心情不好时找人发泄还是憋在心里？如果憋在心里，忧虑和烦恼就会危及人体的免疫功能，严重影响健康，甚至会憋出病来。

● 抑郁对心脏的影响

经常抑郁的人不仅会导致神经衰弱等精神上的疾病，更重要的是，抑郁会使心这个君主失去清明，继而会阻塞人体周身经络，出现经络瘀塞、不通达的情况。

如果一个人情志不畅，内心太过抑郁、恐惧或悲伤，会导致气滞。气滞则血瘀，身体正常的气血循环一停，停在哪里就会堵塞到哪里，加重气血失调的现象。要想保持经络畅通，首先要保持心情舒畅。心情舒畅，身体里的气才能顺，气顺畅了，血才会通畅，身体才能健康。

所以心情抑郁时要扶助阳气，阳气畅达则精神振奋、心志安宁。有两个办法可以补助阳气，一个是晒太阳，另一个是运动，动则生阳，特别是有氧运动，对畅达阳气可以起到很好的作用。

● 阳光——"暖和的抗抑郁素"

阳光犹如一种天然的"兴奋剂"，对改善情绪很有帮助。曾有报道，躺在窗户朝东病房里的抑郁症患者，要比躺在窗户朝北病房里的早康复几天。这也证明，阳光是极好的天然抗抑郁药物，尤其是早晨的阳光效果最佳。在气温适宜的情况下，坚持每天早晨散步30~60分钟，晒晒温暖的阳光，可以加快新陈代谢功能，从而有效缓解抑郁。

● 有氧运动抗抑郁

运动能提升阳气。现代医学研究证实，运动可以刺激大脑释放出内啡肽，让人产生轻松、愉快的感受，对抑郁症患者有好处。因此，抑郁症患者可适当进行慢跑、太极、瑜伽、游泳、跳绳、爬楼梯、登山、自行车越野、散步等有氧运动。

杨力提示　　　　　　**抑郁症的防护措施**

- 适当增加香蕉、深海鱼、菠菜、干果、鸡肉、全谷类食物的摄入。
- 按时作息，早睡早起。居室、工作场所应宽大明亮、色彩明快。

- 适当外出活动，增加光照。欣赏音乐。
- 餐前用脑过度，进餐时情绪激动、愤怒，餐后立即用脑或用力工作劳动，均不利于病症的恢复，一定要控制。

过度兴奋，容易突发心脏病

中医认为，五脏对应五种情感——心为喜，肝为怒，肾为恐，肺为忧，脾为思。也就是说，这五种情感分别归五个脏腑来管，如果某种情感太过，就会伤及所属的脏腑。例如，太过思虑会伤脾，过于忧愁会伤肺，所以思虑过多又动不动爱忧伤的人，往往肠胃不好，会特别消瘦，还容易得呼吸系统的疾病。

过度兴奋，会损伤心气

同样的道理，心为身体的君主，主喜乐，人精神愉快，心气就舒畅，身体气血运行良好，人也会变得健康、有朝气。凡事都有个度，度把握不好，就会出差错，情绪也是一样。如果心这个君主大喜过望，就会"得意忘形"，伤了心气，使心气涣散，轻则出现喜笑不休、心慌、失眠等症状，重则影响神智，像《儒林外史》中的范进，就是因为过喜疯癫了。

《儒林外史》中写到，书生范进寒窗苦读，一直没考取功名，直到54岁才中举，高兴得发了疯。中医认为，范进的发疯是因为过喜伤心，痰湿上涌，痰迷心窍，而致疯狂。痰是内脏功能降低和血流减缓所产生的代谢物，它囤积于内脏或经络中，就会造成身体失调。范进中举发疯以后，他的老丈人胡屠户狠狠地打了他一巴掌，打得范进昏倒在地，吓了一大跳。

范进平时就惧怕胡屠户，这一打反而清醒了，有利于除痰开窍，范进的病也就好了。这也体现了中医的心理治疗——用恐惧克制过喜，也就是中医理论中水克火的道理。

过度兴奋，易导致心脏疾病

生活中有许多老年人，特别是心脏不好的老年人遇到高兴的事情容易发生猝死，如与儿女团聚，特别高兴，哈哈一笑就"高兴死了"。为什么会这样？

药王孙思邈说："喜伤心，精气并于心则喜。"心主喜，精与气在心中交汇就会生喜。如果心脏不好，心气就容易耗散，而过喜会加快这种心气的耗散，造成心气不足，影响心主血脉和心主神明的功能，人就容易出现心脑血管疾病。

人体的血压、心跳在情绪平和的情况下维持着平稳的节律，如果过于兴奋，血压会升高，心跳也会骤然加快，心脏和血管一时适应不了这种突然变化，会出现心脏供血不足或者血管破裂等问题，引起心肌梗死、脑卒中、心脏骤停等问题。人过中年，全身的动脉均会发生不同程度的硬化，情绪激动时身体能耗增加，心脏跳动剧烈，心肌相对供血不足，就可能会出现心绞痛甚至心肌梗死或心搏骤停。

所以，任何过度激动都是不可取的。对于喜与悲、兴奋与气愤、顺境与逆境、快乐与痛苦等，都应一视同仁，采取"冷处理"的方法，要善于自我调节情感，保持稳定的心理状态，一定不要超过正常的生理限度。

莫生气，心火旺则肝火大

"莫生气，易伤肝"，这是我们常说的一句话，还有个成语叫"大动肝火"，这都说明生气动怒对肝脏有影响。生气时心火旺盛，肝阳上亢，交感神经过度兴奋，血液中肾上腺素和去甲肾上腺素增多，导致气血上行，心脏负担加重。而心肝相通，肝火旺可导致心火旺盛，就很容易出现心脏问题。所以说，保持愉悦的心情很重要，心情舒畅，肝火能够得以平熄，心血自然就会顺畅。

自测有无心火、肝火

现在的人很多是心火、肝火特别大，工作压力大、生活不规律、心情郁闷、饮食不节制、中暑、熬夜等都会导致肝火、心火亢盛。

自己有没有心火、肝火呢，可以用这个表简单自测一下：

类别	表现
心火	口干，盗汗，睡眠不安，口腔溃疡，尿黄，心烦易怒
肝火	失眠多梦，目赤肿痛，头痛头晕，眼干耳鸣，口苦口臭，两肋胀痛，身体闷热，舌苔增厚
合并有心火肝火	除以上症状外，面红目赤，口苦咽干，舌尖红刺、苔薄黄，女性还伴有月经先期量多、颜色鲜红或紫黑

心与肝之间的关系是：心主血，肝藏血。心情不畅时，最需要肝脏来疏泄情绪。例如，有的人在心情压抑时会感觉心区憋闷、两肋疼痛。而肝在五行属木，心属火，木生火，一般容易肝火旺的人，心火也会很旺。

生气发怒时，按压膻中穴可消气

平时要保持一颗平常心，少发怒，心里有火也不要憋着，最好用各种方式宣泄出来。生气发怒的时候，也可以按压膻中穴。膻中穴在两乳的中间，对于身体已经存积的"火气"有很好的消导作用，对心火肝火旺的人都有很好的调节功能，是很好的"消火穴"。

精准取穴：在胸部，两乳头连线的中点。

按摩方法：生气时，用食指按压膻中穴3~5分钟。

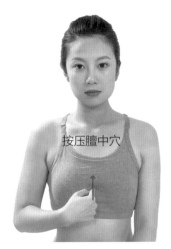

按压膻中穴

防治"心病"的五条捷径

这里所说的"心病"指的是人的心理出现了问题。在快节奏、高压力的现代社会，遭遇"心病"困扰的人越来越多，而"心病"又是许多疾病产生的根源，所以，如何调节心理和情绪、保持心理健康，已成为现代人需要关注的问题。下面介绍5种常用的方法帮助大家调节心理和情绪。

转移思路

当生气、苦闷、悲伤时，可以暂时回避一下，努力把不快的思路转移到高兴的思路上去。例如，换一个环境、做一件有意思的事情、探亲访友等。"难得糊涂"是改善心情的好方法。

多舍少求

常言说"知足者常乐"，总是抱怨自己吃亏的人，不容易获得愉快。多奉献少索取的人，总是心胸坦荡，笑口常开。这样有利于呵护身心健康，防治"心病"。

从生活中找乐趣

有意饲养猫、狗、鱼、鸟等小动物，或种植花草、菜果等，可以起到排遣烦恼的作用。遇到不如意的事，主动与小动物亲近，会使人快乐。洗洗菜、浇浇花或坐在葡萄架下品尝水果，都能够很好地调节不良情绪。

向人倾诉

有不愉快的事情，应学会向人倾诉。把心中的苦处告诉知心人，不仅能得到安慰，心胸也会像打开一扇门。向朋友倾诉，这还需要先学会广交朋友，如果经常对别人有防范意识，不结交朋友，就没有倾诉对象。没有朋友，不仅遇到难事无人帮助，也无法找到一吐为快的对象。

培养爱好

人没有爱好，生活会显得单调。除本职工作外，要学会培养自己的业余爱好。唱歌、跳舞、打球、集邮等都能使业余生活变得丰富。心情不好时，可以全身心投入自己的爱好中，这样有助于排解郁闷心情，让自己的心胸变得开阔明朗。

专题 自测自查：
心血管系统的健康与不健康

回答下面 8 个问题，如果答案是肯定的，说明你的心血管系统良好。

1. 面色是否红润有光泽？
2. 视力是否敏锐？
3. 在冷天或夜间，感到手指、脚趾温暖吗？
4. 面对困难，有勇气和智慧战胜它吗？
5. 四肢灵活轻快吗？
6. 在日常工作中，头脑清醒、思维敏捷吗？
7. 血压正常吗？
8. 如果已步入老年，精神状态和记忆力良好吗？

回答下面 7 个问题，如果答案是肯定的，说明你的心血管系统健康状况比较差，可能对现在或将来的身体产生不良影响。

1. 是否感到非常疲劳和四肢无力？
2. 你感到心烦意乱吗？
3. 你感到头晕目眩吗？
4. 你感到视物模糊吗？
5. 在轻微活动之后，你常抽筋吗？
6. 你的血压高吗？
7. 是否过早地出现了衰老迹象？

第六章

特效食材，
吃出健康美丽好身心

红色、苦味食物：属于心的味道

扫一扫，看视频

红色食物，让你的心越来越年轻

在中医学里，食物除分寒热外，还分为五味"甜、酸、苦、辣、咸"及五色"黄、青、红、白、黑"，并和五脏相对应。味甜和色黄养脾，味酸和色青养肝，味苦和色红养心，味辣和色白养肺，味咸和色黑养肾。心为君主之官，五行属火，比较偏好味苦或色红的食物。

● 要养心，红色食物最适合

从阴阳五行来说，心主血，血是运行于脉中而循环流注全身、富有滋养作用的红色液体，是构成人体和维持生命活动的基本物质。红为火，入心，补气血，大多红色食物具有益气补血的功效。所以，要养心，红色食物最适合。

● 最佳养心红色食物

红枣 补益心血，提高免疫力	**番茄** 所含的番茄红素对心血管系统具有保护作用	**苹果** 富含维生素C，是心血管的保护神、心脏病患者的健康元素	**山楂** 增强心肌收缩力，预防心绞痛	**红豆** 补心血，养心神

● 养心小偏方

二红茶
养心补心

二红茶的配方非常简单，只有红枣和山楂两种常见的食物。取干山楂片15克，去核红枣5枚，每天用这两种红色食物泡水喝，可以养心气、补心血、化血瘀。

味苦的食物利于调降心火

大多苦味食物性寒、味苦，有清热泻火、止咳平喘、泻下等作用，具有除邪热、去污浊、清心明目、益气提神等功效，所以味苦的食物有利于调降心火。

最佳养心苦味食物

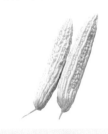

苦瓜
清心明目，清热解毒

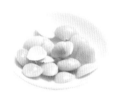

苦杏仁
打通血管，防止血小板凝结，降低心脏病风险

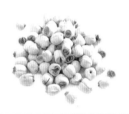

莲子
养心补脾，补肾固涩

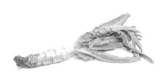

莴笋
清热护心，减少心脏压力

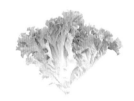

生菜
清热，安心神，促进睡眠

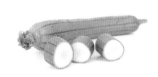

丝瓜
降心火，养心脏

夏季更适合吃苦味食物

苦味食物一年四季都可以适当吃些，可入心经而降泄心火，心火去而神自安，对延年益寿有益处。在夏季更应该多吃些苦味食物，因为夏季心火当令，人容易火气过旺，再加上有些人贪凉饮冷，脾胃会失和。因此在燥热时吃些苦味食物，不仅可以缓解由疲劳和烦闷带来的不良情绪，恢复体力，还能去暑除热，达到清心安神、健脾益胃的功效。

杨力提示　　　　**苦虽养心，但过苦会伤心**

苦味食物一般性寒，也容易伤胃。所以脾胃虚寒和心阳不足的人不宜吃太多苦味食物，否则会加重身体寒凉的状态。

红豆

心之谷，补心血

性味归经： 性平，味甘；归心、大肠、小肠经
功效： 健脾，养心，降血压，调节血脂
主要营养成分： 钾、镁、锌
挑选窍门： 颜色正红，重量较重，有豆腥味，无虫蛀

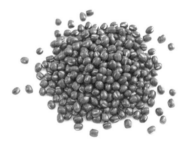

古人发现了红豆的养体补血功效，将其喻为"心之谷"，这说明红豆对心脏的好处，如果心火上亢，可以多吃红豆，能将过高的心火降低。中医讲究以形补形，红豆红色的外皮也能为机体造血功能提供原料，让体寒的人血气充足，冬天手脚不再冰冷。

· 红豆可清心火、补心血

中医认为，红色食物可以补心，古代李时珍把红豆称为"心之谷"。红豆既能清心火，也能补心血。

· 这样吃最养心

1 做汤。将红豆和鲫鱼做汤吃，可养心安神，呵护心脏。

2 煮粥。红豆适合与多种杂粮搭配煮粥，健胃消食、补血安神的功效更好。

· 人群宜忌

✅ 一般人群均可食用，尤其适宜各类水肿患者，如肾性水肿、心源性水肿、肝硬化腹水、营养不良性水肿等患者。

❌ 尿频、尿多的人；瘦人；肠胃较弱的人。

· 最佳营养搭配

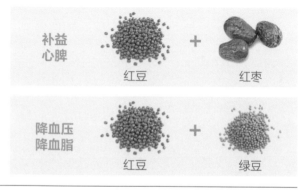

🥄养心小偏方

红豆大米粥
健脾养血，养心生津

红豆洗净，浸泡6~8小时；大米洗净，浸泡半小时。一起放入电饭煲内，加适量水煮粥食用。

食用提醒

1. 红豆中含有被称为"胀气因子"的酶，容易在肠道产气，使人有胀气的感觉，在煮红豆时加适量盐，有助于排出胀气。

2. 红豆中的色素遇铁后会变黑，因此不宜用铁锅烹饪。

莲子红豆花生粥　养心安神

材料　红豆 50 克，花生仁 30 克，大米 50 克，莲子 10 克。

调料　红糖 5 克。

做法

① 红豆淘洗干净，浸泡 4~6 小时；花生仁挑净杂质，洗净，浸泡 4 小时；莲子洗净，泡软；大米淘洗干净。

② 锅置火上，加适量清水烧开，下入红豆、花生仁、大米、莲子，用大火烧开，转小火煮至锅中食材全部熟透，加红糖煮至化开。

功效　莲子清心醒脾，安神明目；红豆降血压、降血脂、调节血糖；花生能养血止血，对心血管有好处；红枣也是补气血的好食材。

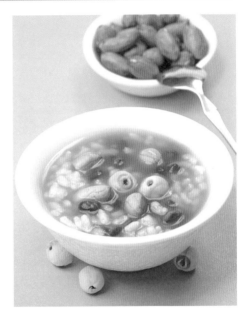

红豆鲫鱼汤　清心降火，健脾胃

材料　鲫鱼 1 条（约 250 克），红豆 50 克。

调料　葱段、姜片、料酒、盐各适量。

做法

① 鲫鱼治净，用料酒腌制 10 分钟；红豆洗净，浸泡 4~6 小时。

② 红豆放入锅中，加水，大火煮开后转小火煮至红豆半熟，加入鲫鱼、葱段、姜片，大火煮开后转小火煮 30 分钟，加入盐调味即可。

功效　红豆可清心降火，鲫鱼有益气健脾、清热解毒的功效。

小贴士

这道汤鲫鱼未经油煎，热量更低。

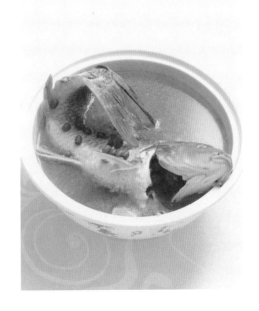

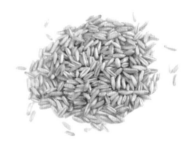

燕麦

益脾养心，防心脏病

性味归经： 性平，味甘；归肝、脾、大肠经
功效： 健脾，养心，预防心脏病
主要营养成分： 蛋白质、膳食纤维、亚油酸
挑选窍门： 最好选择没有加工过的原味燕麦

燕麦属于优质杂粮，目前我国生产的主要是裸燕麦和皮燕麦，在很多地区都有分布，是常见的粗粮。燕麦现在还被加工制成了许多营养品，受到大家欢迎。

🍴养心小偏方

麦片百合粥
养心肺，止咳

把百合20克用水煮熟，撒上燕麦片100克搅匀，煮沸5分钟后即可食用。

· 燕麦可养心脾，止汗

中医认为，燕麦能益脾养心、敛汗，可用于调理心气虚弱引起的体虚自汗、盗汗等症。

· 这样吃最养心

1. 煮粥。燕麦中的蛋白质比大米、白面多，且富含膳食纤维更利于人体健康。将燕麦煮成粥，更有利于营养吸收。

2. 做饼。用燕麦粉与土豆粉做成土豆燕麦饼，然后焙烤或煮食，风味和口感都很好。

· 人群宜忌

✅ 一般人群均可食用，尤其适合高血压、心脏病、高脂血症、水肿、习惯性便秘者食用。

❌ 腹泻、皮肤过敏者忌食。

· 最佳营养搭配

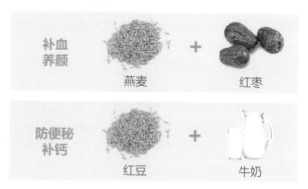

补血养颜	燕麦 + 红枣	
防便秘补钙	红豆 + 牛奶	

食用提醒
1. 燕麦一次不宜吃太多，吃多了会出现胃痛、腹胀等不适感。
2. 即食燕麦片烹煮的时间不宜过久，否则会损失过多营养。

红枣糙米燕麦糊　改善血液循环，养心补血

材料　糙米 30 克，燕麦 30 克，熟花生仁 25 克，红枣 5 枚，莲子 20 克，枸杞子 15 克。

调料　冰糖 15 克。

做法

❶ 糙米淘洗干净，用清水浸泡 10 小时；燕麦洗净，浸泡 30 分钟；红枣用温水浸泡半小时，洗净，去核；莲子用清水浸泡 2 小时，洗净，去芯；枸杞子洗净，泡软；熟花生仁洗净。

❷ 将所有食材倒入全自动豆浆机中，加水至上、下水位线之间，煮至豆浆机提示米糊做好，加入冰糖搅拌至化开即可。

功效　此米糊可改善血液循环，增强心脏活力，补血养心，缓解压力，健脾益胃。

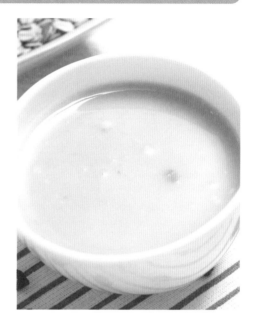

牛奶燕麦粥　养心安神，补虚养血

材料　全麦片 50 克，牛奶 150 克。

调料　白糖 6 克。

做法

❶ 燕麦片放清水中浸泡 30 分钟。

❷ 锅置火上，放入麦片和适量清水，用大火煮 15～20 分钟，加入牛奶继续煮 15 分钟，调入白糖搅拌均匀即可。

功效　此粥有养心安神、润肺通肠、补虚养血及促进新陈代谢的作用。

小贴士

麦片一次不宜吃太多，否则易引起胃痉挛或胀气。

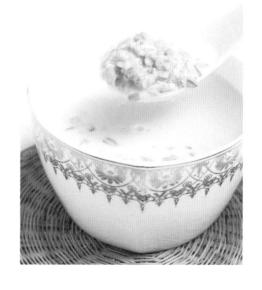

小麦

除心烦，敛虚汗

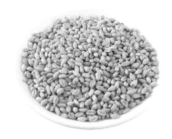

性味归经：性凉，味甘；归心、脾、肾经
功效：补益心气，除烦去燥
主要营养成分：钙、铁、B族维生素、维生素E
挑选窍门：小麦粉的正常色泽为白中略带浅黄色，不正常的小麦粉为灰白色或青灰色

小麦被称为"五谷之贵"。中医认为，小麦能养心安神、除烦去燥。小麦对消除女性更年期综合征、自汗盗汗及烦躁情绪有食疗作用。

养心小偏方

麦冬小麦粥
养心益肺

将山药50克、小麦60克、麦冬30克、粳米30克洗净，放入砂锅内，加适量清水，大火煮沸后，改小火煮至小麦熟烂即可。

· 小麦可补益心气，预防动脉粥样硬化

《黄帝内经》称小麦为"心之谷"，可补益心气。小麦淘洗时轻浮瘪瘦者为浮小麦，具有除虚热、敛汗、镇静安神的功效。

小麦中所含维生素E有抗氧化作用，可降低血液中胆固醇的亚油酸，有效预防动脉粥样硬化等心血管疾病，还可预防衰老。

· 这样吃最养心

1 熬粥。用小麦和红枣熬粥，可以养心安神、健脾胃。

2 煎汤。用小麦、黑豆和红枣煎汤饮用，可补养心肾、调理失眠。

· 人群宜忌

✓ 一般人群均可食用，尤其适合脚气病、末梢神经炎患者及体虚自汗、盗汗、多汗者食用。

✗ 肝癌晚期患者不宜食用。

· 最佳营养搭配

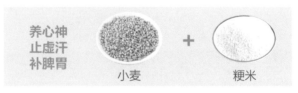

养心神
止虚汗
补脾胃

小麦 ＋ 粳米

食用提醒

1. 小麦碾磨太细，容易使谷粒表层的一些营养素和膳食纤维流失到糠麸中，因此要多食粗加工的面粉。

2. 油炸会破坏小麦面粉中的营养素，所以尽量不用油炸；油炸时温度也不宜过高。

糯米小麦粥 养心安神，除烦止渴

材料 糯米、小麦米各 30 克，花生仁 15 克。

做法

❶ 小麦米、糯米分别淘洗干净，小麦米用水浸泡 1 小时，糯米用水浸泡 4 小时；花生仁洗净，用水浸泡 4 小时。

❷ 锅置火上，倒入适量清水烧开，放入小麦米、花生仁大火煮沸，放入糯米，转小火熬煮 30 分钟，至米烂粥熟即可。

功效 小麦米富含糖类、维生素 B_1、蛋白质等，能养心安神、除烦止渴；花生仁富含脂肪、蛋白质等，可降低胆固醇，护心健脑。二者和糯米煮粥，有安神养心的功效，适合于心烦气躁、睡眠不佳者。

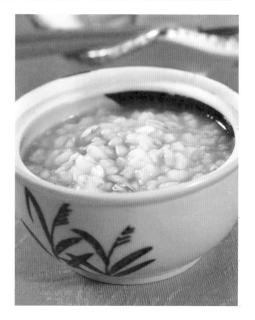

小麦玉米豆浆 止虚汗

材料 黄豆 25 克，玉米渣 50 克，小麦仁 15 克。

做法

❶ 黄豆用清水浸泡 10～12 小时，洗净；玉米渣、小麦仁分别淘洗干净，用清水浸泡 2 小时。

❷ 将上述食材一同倒入全自动豆浆机中，加水至上、下水位线之间，煮至豆浆机提示豆浆做好即可。

功效 小麦玉米豆浆能益气除热、养心生津，对虚热多汗、盗汗、口干舌燥、心烦失眠有较好的辅助调养作用。

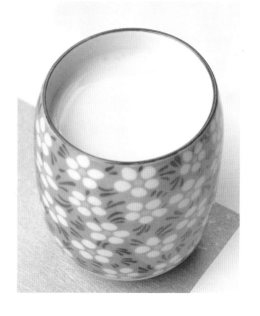

胡萝卜

养护心脏

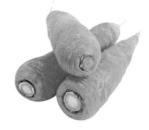

性味归经： 性平（生者偏凉），味甘；归脾、肝、肺经
功效： 养肝明目，护心防病
主要营养成分： 生物类黄酮、胡萝卜、维生素C
挑选窍门： 以橙红色、色泽鲜嫩、根茎粗大、肉厚的胡萝卜为佳

胡萝卜又被称为小人参，含有较多的胡萝卜素，在体内可以转化为维生素A。维生素A可使人体免疫细胞的活性增强，使人体免疫功能更完善，增强抗病能力。

📗 养心小偏方

胡萝卜核桃浆
养护心肾

取胡萝卜、核桃仁各30克，牛奶200克。胡萝卜洗净、切块，与核桃仁一起打成浆，加牛奶搅匀。每日1~2次，可以养护心肾，改善心肾不交引起的失眠。

· 胡萝卜可养护心脏

胡萝卜素中含有槲皮素等物质，可以降低血液中的脂类含量，增加血流量，让血管中的血液能够更顺畅地流动；胡萝卜中含有钾离子，对心脏有调节作用。

· 这样吃最养心

1 做馅。将胡萝卜切成细丝，然后切碎，加入少许植物油及其他调料，做成馅，可以包饺子、做包子，有利于养护心脏。

2 炒食。胡萝卜和莴笋一起炒食，可以补肝明目，预防心脏病。

· 人群宜忌

✓ 一般人群均可食用，更适宜夜盲症、高血压、心脏病等患者食用。

✗ 肠胃不好的人不宜生吃胡萝卜。

· 最佳营养搭配

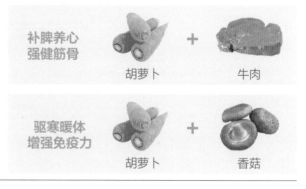

补脾养心
强健筋骨

胡萝卜 ＋ 牛肉

驱寒暖体
增强免疫力

胡萝卜 ＋ 香菇

食用提醒

1. 胡萝卜带皮吃营养更丰富，因为胡萝卜素主要存在于胡萝卜皮中。
2. 烹饪时，胡萝卜加热时间不宜过长，以免破坏胡萝卜素。

莴笋炒胡萝卜 　补肝明目，养护心脏

材料　莴笋 150 克，胡萝卜 100 克。

调料　植物油、葱花、盐各适量。

做法

❶ 莴笋去皮和叶，洗净，切片；胡萝卜洗净，切片。

❷ 植物油烧热，炒香葱花，放入胡萝卜片煸炒 2~3 分钟，下入莴笋片翻炒至断生，加盐调味即可。

功效　胡萝卜中含有大量胡萝卜素，有补肝明目的作用；莴笋则富含维生素和矿物质，很容易被人体吸收，常吃莴笋对高血压、心脏病患者具有良好的食疗作用。

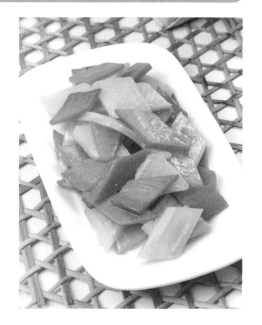

胡萝卜烧牛腩 　补脾养心

材料　胡萝卜 250 克，牛腩 300 克。

调料　葱段、姜片各 10 克，八角 2 粒，盐 4 克，料酒 15 克，植物油、香油各适量。

做法

❶ 胡萝卜洗净，切滚刀块；牛腩洗净，切块，入沸水中焯去血水，捞出备用。

❷ 锅置火上，倒入植物油烧热，放入姜片、葱段、八角、焯好的牛腩块、料酒炒香，加适量水炖 40 分钟，加胡萝卜块用中小火炖 30 分钟，待牛腩烂熟时，加盐调味，出锅前淋上香油即可。

功效　牛腩具有补中益气、强健筋骨、滋养脾胃的功效，搭配胡萝卜食用，有补脾养心的功效。

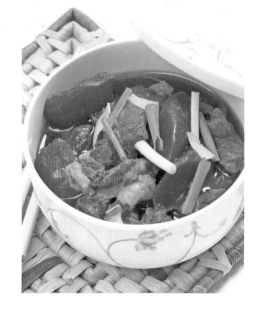

番茄

降低心血管疾病危险

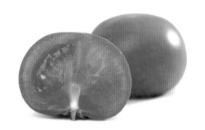

性味归经： 性凉，味甘、酸；归胃、肝经
功效： 护心排毒，促进消化
主要营养成分： 番茄红素、番茄碱、胡萝卜素
挑选窍门： 以蒂部大、果肉丰满的番茄为佳

提到番茄，自然会想到其红润的外表和多汁的肉质，番茄早已成为人们日常饮食中不可缺少的一种食材。番茄不仅味道好，还含有多种营养物质，犹如一颗红心，对人体的心脏也有很强的保养功能。

🍃 养心小偏方

西瓜番茄汁
清热生津，除烦止渴

取西瓜瓤适量，番茄半个。挑去西瓜瓤里的籽，番茄用沸水烫一下，撕皮，去籽；将滤网或纱布清洗干净，消毒；滤取西瓜和番茄中的汁液饮用。

· 番茄可护心排毒，增强心血管能力

中医认为，红色食物可养心。番茄颜色鲜红，里面形如心脏，可健脾养胃、清热护心。夏季经常上火、容易中暑的人可以多吃一些。

番茄中含有番茄红素，它具有很强的抗氧化作用，可以清除人体内的自由基，防止细胞被氧化，它还能增强免疫细胞的功能，增强心血管弹性，减少心血管疾病的发生。

· 这样吃最养心

1 炒食。番茄和鸡蛋一起炒食，有利于营养素的吸收，可消除自由基、美容抗衰、保护心脏健康。

2 打汁。将番茄打成汁饮用，可养护心神、清热除烦。

· 人群宜忌

✅ 心脏病、高血压、肾病、肝炎患者宜食用。
❌ 脾胃虚寒者不宜多食。

· 最佳营养搭配

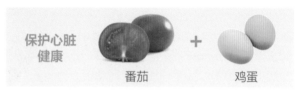

保护心脏健康　　番茄　＋　鸡蛋

食用提醒

1. 番茄所含的番茄红素在加热后更易被人体吸收利用，因此要想更好地吸收番茄红素，应将番茄炒煮；番茄中的维生素 C 则不耐热，要想更好地摄取则应生吃。

2. 番茄含有大量可溶性收敛剂等成分，与胃酸发生反应，凝聚成不溶解的块状物，空腹食用易引起胃肠胀满、疼痛等不适症状。

番茄烧豆腐 保护心脑血管

材料 豆腐 400 克,番茄 200 克。

调料 葱花 5 克,生抽 2 克,盐 1 克、植物油适量。

做法

❶ 番茄洗净,去蒂,切块;豆腐洗净,切块。

❷ 炒锅置火上,倒植物油烧热,放入豆腐块略炒,倒入番茄块,调入生抽略炒,然后盖锅盖焖煮 5 分钟,最后加盐、葱花炒匀即可。

功效 番茄含抗氧化作用的番茄红素,对养护心脑血管有利。

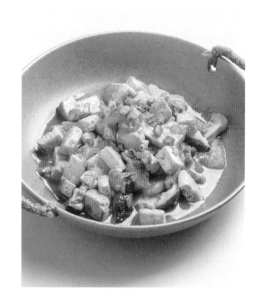

番茄虾仁 预防动脉粥样硬化,保护心血管

材料 虾仁 200 克,番茄 150 克,鸡蛋清 30 克。

调料 料酒、白糖、姜汁、淀粉、鲜汤、植物油、盐、葱花各适量。

做法

❶ 虾仁洗净,加入鸡蛋清、淀粉、盐搅匀;番茄洗净,切成小块。

❷ 炒锅置火上烧热倒入植物油,油热下虾仁滑炒,直至虾仁熟透,加入番茄、葱花、姜汁、料酒、白糖、鲜汤、盐烧开,用水淀粉勾芡即可。

功效 番茄虾仁对心血管系统的保护很有帮助。虾仁不仅能降低血液中胆固醇的含量,防止动脉硬化,还能使冠状动脉扩张。

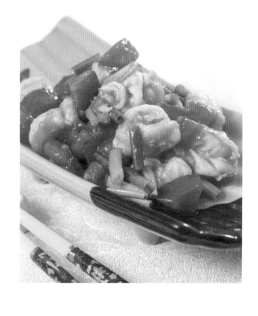

苦瓜

消暑热，清心火

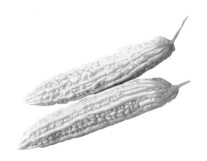

中医认为，苦味食物能清心火。最佳的苦味食物是苦瓜，具有除邪热、去污浊、清心、明目、提神等功效。

◤ 养心小偏方

苦瓜汁
清暑热，消烦渴

鲜苦瓜适量，洗净研碎，过滤取汁20毫升，加冰糖凉开水至100毫升即可。每次10毫升，每日2~3次。

· 苦瓜可清心火、缓解心烦

苦瓜性寒，味苦，中医认为，苦味食物可养心。当人心火旺盛时，往往会出现心烦、口渴、舌尖长疮或小便发黄等症状。吃苦瓜可以去心火。

· 这样吃最养心

1 打汁。以鲜苦瓜适量打成汁，加冰糖饮用，有清热解暑、清心火的功效。

2 做汤。取苦瓜和金银花一起做汤饮用，有清热去火的功效。

· 人群宜忌

✓ 高血压、糖尿病、高脂血症、肥胖患者宜食。

✗ 脾胃虚寒、体质虚弱者忌食。

· 最佳营养搭配

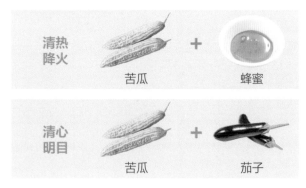

清热降火	苦瓜 +	蜂蜜
清心明目	苦瓜 +	茄子

食用提醒 ————

1. 很多人不喜欢苦瓜太浓的苦味，可先将切好的瓜片放入开水锅中焯一下，再做菜。

2. 苦瓜对降低血糖有一定的作用，人在空腹状态下血糖水平较低，这时吃苦瓜容易使血糖更低，导致低血糖。

凉拌苦瓜 　清心去火，解暑热

材料 苦瓜 300 克，干辣椒段适量。

调料 盐 4 克，蒜末、醋各 5 克。

做法

❶ 苦瓜洗净，切开，去瓤，切成片，焯熟后捞出过凉，控净水。

❷ 将苦瓜片和蒜末、盐、醋、干辣椒段拌匀即可。

功效 苦瓜所含的奎宁有利尿活血、消炎退热、清心明目的功效。

小贴士

苦瓜用开水烫，可去除苦味。

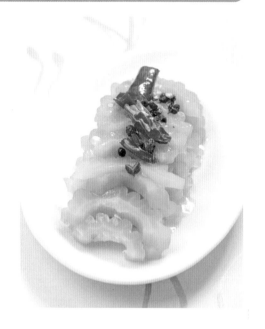

苦瓜蜂蜜姜汁 　除邪热，清心明目

材料 苦瓜 100 克，柠檬 60 克，姜 5 克。

调料 蜂蜜 3 克。

做法

❶ 苦瓜去瓤，切小块；柠檬洗净，去皮、子。

❷ 将所有食材倒入全自动豆浆机中，加入适量凉饮用水，按下"果蔬汁"键，搅打均匀后倒入杯中即可。

功效 此款果蔬汁可除邪热，解疲乏，清心明目。

小贴士

这款果蔬汁中加入蜂蜜可缓解苦瓜的苦味，有种苦中透甜的独特口感。

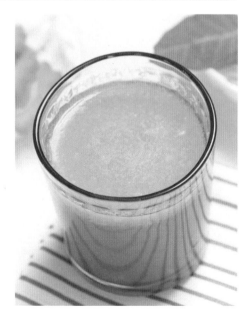

莴笋

清心火，利五脏

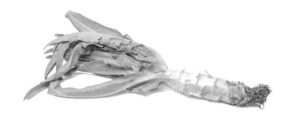

性味归经：性微寒，味甘、微苦；归心、脾、胃、肺经
功效：清心火，解热毒，利五脏
主要营养成分：钾、碘、盐酸
挑选窍门：以叶子青绿、杆坚挺、皮薄的莴笋为佳

莴笋不仅是一种常见的家用食材，还有很高的药用价值。莴笋含有丰富的维生素、胡萝卜素及多种氨基酸，具有养心安神、稳定情绪、降压护脑、预防记忆力减退等功效。

🌿养心小偏方

炒三丝
清心健脾，促进消化

莴笋300克，红萝卜200克，大蒜茎叶100克。莴笋去皮，切细丝；红萝卜、大蒜茎叶切细丝；爆炒调味即可。

· 莴笋可养心清热

莴笋又称莴苣，可清心火、利五脏、通经脉。出现口舌生疮、小便黄赤等上火症状，食用莴笋去火较有效。

· 这样吃最养心

1 凉拌。将莴笋切丝，放香油、醋、盐适量，凉拌食用。可清心火，解热毒。

2 炒食。莴笋和鸡蛋一起炒食，口感爽脆，营养丰富，可养心安神。

· 人群宜忌

✅ 小便不通、尿血及水肿、糖尿病和肥胖、神经衰弱症、高血压、心律不齐、失眠患者宜食用；妇女产后缺奶或乳汁不通宜食用；酒后食用可解酒。

❌ 多动症儿童，患眼病、痛风者及脾胃虚寒、腹泻便溏者不宜食用。

· 最佳营养搭配

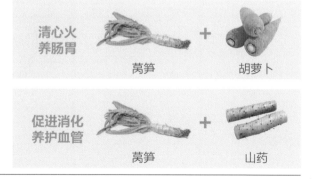

清心火养肠胃　莴笋　＋　胡萝卜

促进消化养护血管　莴笋　＋　山药

食用提醒

1. 经常吃莴笋叶，有利于维持血管张力，改善心肌收缩力，加强利尿等。

2. 为了使营养成分少受损失，吃莴笋时不宜长时间煮或炒。

山药炒莴笋　润肺，清肠

材料　莴笋200克，山药150克，干木耳5克。

调料　醋5克，葱丝、盐各3克，植物油适量。

做法

❶ 莴笋洗净，去皮，切片；干木耳泡发，洗净，撕小朵；山药去皮，洗净，切片，入沸水中焯一下。

❷ 锅内倒植物油烧热，爆香葱丝，倒入莴笋片、木耳、山药片炒熟，放盐、醋调味即可。

功效　莴笋富含有膳食纤维和水分，能有效促进肠道蠕动，帮助消化；山药有健脾润肺的功效。

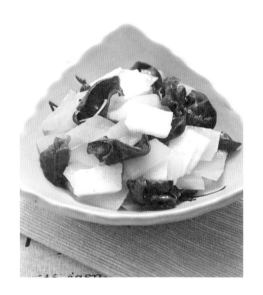

凉拌莴笋丝　清热利尿，护心

材料　莴笋400克。

调料　醋10克，盐、白糖、香油各3克。

做法

❶ 莴笋去叶，削去皮，切成细丝。

❷ 将莴笋丝放入盘内，放入盐、白糖、醋、香油拌匀即可。

功效　莴笋有开胃消食、清热利尿、护心、降血压、降血糖的功效。

小贴士

拌莴笋放少许盐稍腌后，挤去汁再凉拌，口感更脆。

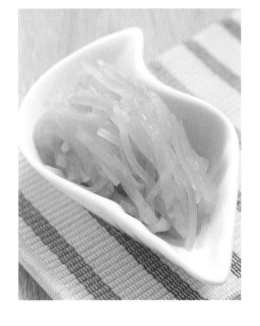

菠菜

养护心脏，抵抗衰老

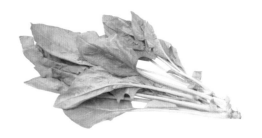

性味归经： 性平，味甘；归肝、大肠、胃经
功效： 促进血脂代谢，养护心脏
主要营养成分： 维生素 E、B 族维生素、叶酸、膳食纤维
挑选窍门： 以整株茂盛、根部带有红色且新鲜水灵，叶片坚实、颜色深绿而有光泽的为佳

菠菜又名波斯菜（为原产地命名），古人也曾经形象地称之为"红嘴绿鹦哥"。菠菜具有很强的补血养心、抗衰老功效，能有效防护心脑血管疾病。

● 养心小偏方

菠菜猪血粥

养心，补血，安神

选取优质猪血 100 克，鲜菠菜 50 克，大米 100 克。熬粥食用。有养心补血、安神的功效。

食用提醒 ————

菠菜和豆腐同吃时，一定要先焯水，因为豆腐中的钙质含量高，如果不焯水会影响钙的吸收。

· 菠菜可保护心肌，增加血管弹性

菠菜中的维生素 E，可增强机体对缺氧的承受力，增强心肌对应激的适应能力，并能抗凝血，改善微循环，预防动脉粥样硬化。菠菜还含有丰富的叶酸，它能促进红细胞生成，增加血管弹性，促进血液循环。

· 这样吃最养心

1 熬汤。将菠菜和猪血一起熬汤食用，可补血养心，安神。

2 凉拌。菠菜凉拌后食用，可清心火，防止口舌生疮。

· 人群宜忌

✓ 适合肥胖、便秘者，高血压、高脂血症、糖尿病患者，口角炎或夜盲症患者食用，还可改善贫血、头晕等症状。

✗ 肾炎、肾结石、痛风患者慎食；脾虚者或者容易排软便或腹泻的人不宜多吃。

· 最佳营养搭配

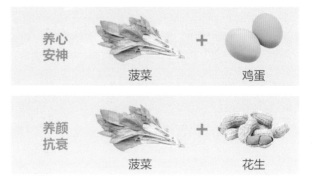

养心安神　菠菜　+　鸡蛋

养颜抗衰　菠菜　+　花生

花生菠菜　养心健脑，抗衰

材料　熟花生米 50 克，菠菜 300 克。

调料　蒜末、盐、香油各 2 克。

做法

❶ 菠菜择洗干净，入沸水中焯 30 秒，捞出，晾凉，沥干水分，切段。

❷ 取盘，放入菠菜段、花生米，用蒜末、盐和香油调味即可。

功效　花生可以增强心脑功能，延缓人体过早衰老；菠菜可以补血养心。二者一起食用可以养心护脑、美颜抗衰。

小贴士

菠菜焯水的时候要注意不能时间过长，以免营养流失。

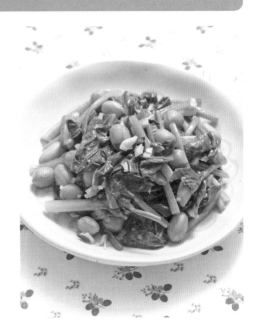

菠菜炒鸡蛋　养心安神，补血

材料　菠菜 300 克，鸡蛋 2 个。

调料　葱末、姜末、盐各 2 克，植物油适量。

做法

❶ 菠菜洗净，焯水，捞出沥干，切段；鸡蛋打成蛋液，炒成块后盛出。

❷ 油锅烧热，爆香葱末、姜末，放菠菜段炒至断生，倒入鸡蛋，加盐，翻匀即可。

功效　菠菜有很好的补血功效；鸡蛋可以养心安神。二者同食，可补养心血、养护心脏。

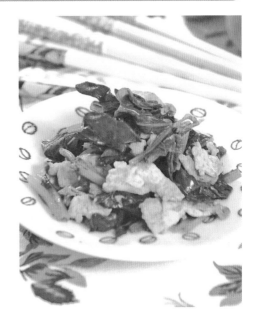

第六章　特效食材，吃出健康美丽好身心

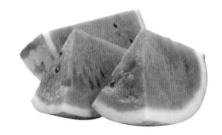

西瓜

生津止渴，养心护心

性味归经： 性寒，味甘；归心、胃、膀胱经
功效： 生津止渴，养心除烦
主要营养成分： 钾
挑选窍门： 用手轻轻拍打，听到"咚咚"声，说明瓜熟得正好

西瓜甘甜多汁、清爽解渴，是一种富有营养的食物。西瓜的果皮、瓜子皆可入药，堪称"瓜中之王"。西瓜既能去暑热烦渴，又有很好的利尿作用，因此有"天然白虎汤"之称。

▌养心小偏方

藕节西瓜粥
清热降火

取鲜藕节榨汁 250 毫升，西瓜榨汁 250 毫升，粳米 100 克，一起煮粥，熟时加适量白糖服用。

· 西瓜可生津止渴、养心除烦

中医认为，西瓜可清热解暑、除烦止渴，可以缓解夏季心火过剩引起的口舌生疮等症。

· 这样吃最养心

1. 直接食用。西瓜直接食用，可起到清热解暑、除烦止渴的作用。

2. 榨汁。西瓜榨成的汁，清热解暑，是夏季去心火的健康选择。

· 人群宜忌

✅ 高血压、急慢性肾炎、胆囊炎患者宜吃。

❌ 脾胃虚寒者、湿盛便溏者、糖尿病患者忌吃。

· 最佳营养搭配

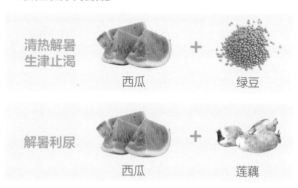

清热解暑生津止渴	西瓜	+	绿豆
解暑利尿	西瓜	+	莲藕

食用提醒

1. 西瓜皮用来凉拌或者煎汤喝都有很好的养心作用。

2. 从冰箱中取出的西瓜不要直接食用，要待瓜温升高一些再吃，否则会因过于寒凉而损伤脾胃。

西瓜汁 清热解毒，利尿消肿

材料 西瓜 250 克。

调料 蜂蜜 3 克。

做法

❶ 西瓜去皮、去子，切成小块。

❷ 将西瓜块放入榨汁机中搅打成汁，打好
  后倒出，调入蜂蜜即可。

功效 西瓜汁可以清心火、生津止渴、利尿
  消肿。

小贴士

西瓜汁性寒，空腹饮用对肠胃不利。

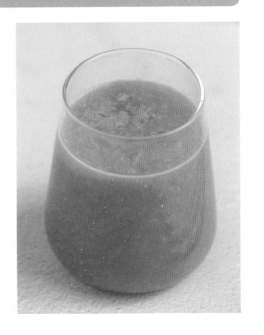

木耳翠皮瓜丝 解暑止渴，利尿

材料 西瓜皮丝 300 克，木耳丝 5 克。

调料 白糖 10 克，香油、盐各 3 克。

做法

❶ 将西瓜皮丝放入碗里，加盐腌 10 分钟，
  用清水漂洗干净，控干水分。

❷ 将木耳丝入沸水锅内焯 2 分钟，捞出过
  凉，沥干。把西瓜皮丝和木耳丝放在碗
  里，加调料拌匀。

功效 西瓜皮甘寒，可清热解暑、除烦止渴；
  黑木耳有抑制血小板凝聚、降低血液
  中胆固醇含量的作用，可防治冠心病。

小贴士

做这道菜时，西瓜肉不要全部削完，留一
点吃起来会比较香甜。

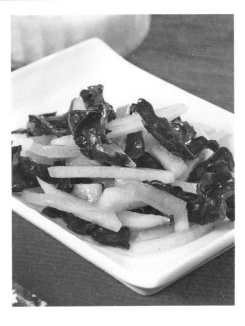

荔枝

理气补血，养心安神

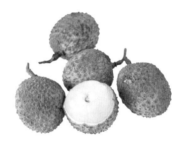

性味归经： 性温，味甘酸；归脾、胃、肝经

功效： 养心安神，呵护心脑血管

主要营养成分： 维生素C、钾、锌

挑选窍门： 以颜色暗红、有清香气味、肉厚果香的荔枝为佳

荔枝是夏季人们喜爱吃的水果之一，与香蕉、菠萝、龙眼一同号称"南国四大果品"。中医认为，荔枝有养心益肾、养血安神、理气止痛等功效。

养心小偏方

荔枝醋饮

养心补肺，润泽皮肤

干荔枝500克，醋500毫升。将干荔枝洗净放入瓶中，倒入醋；发酵2个月后饮用，3~4个月以后饮用风味更佳。

· 荔枝可补心安神

中医认为，荔枝有补脾益肝、生血养心的功效，可以缓解身心疲劳，调理心神不宁引起的失眠。

· 这样吃最养心

1 打汁。西瓜有清热利水的作用，和荔枝搭配打成果汁，可降低荔枝的燥热，且口味更佳。

2 煮粥。将荔枝与红豆一起煮粥食用，能益心肾、养血安神。

· 人群宜忌

✓ 一般人群均可食用；产妇、老人及病后调养者尤其适宜食用；贫血、胃寒、身体虚弱者宜食。

✗ 糖尿病患者，咽喉干疼、牙齿肿痛者，鼻出血者忌食。

· 最佳营养搭配

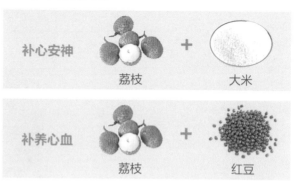

补心安神　荔枝　+　大米

补养心血　荔枝　+　红豆

食用提醒

1. 进食荔枝要适量，一次食用荔枝不要超过10个。

2. 不要空腹吃荔枝，最好是在饭后半小时再食用；鲜荔枝的含糖量很高，空腹食用会刺激胃黏膜，出现胃痛、胃胀。

荔枝红豆粥 养心补血，健脾益胃

材料　红豆 60 克，荔枝 50 克，大米 40 克。

调料　白糖 5 克。

做法

❶ 红豆洗净，用水浸泡 4 小时；大米淘洗干净，用水浸泡 30 分钟；荔枝去皮，去核。

❷ 锅置火上，倒入适量清水煮沸，放入红豆，用大火煮沸后改用小火熬煮，加入大米煮至粥软烂，再加入荔枝略煮，放入白糖调味即可。

功效　红豆富含蛋白质、膳食纤维及矿物质，可健脾养胃、和气补血、清热解毒，使人面色红润；荔枝可养心安神、缓解失眠。

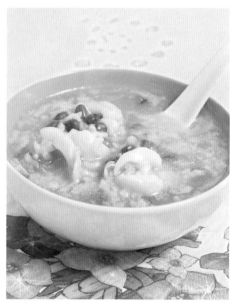

山楂荔枝桂圆汤 养心补脑

材料　山楂肉、荔枝肉各 50 克，桂圆肉 20 克，枸杞子 5 克。

调料　红糖适量。

做法

❶ 山楂肉、荔枝肉洗净；桂圆肉浸泡后洗净；枸杞子稍泡洗净，捞出沥水。

❷ 锅置火上，倒入适量清水，放入山楂肉、荔枝肉、桂圆肉，大火煮沸后改小火煮约 20 分钟。

❸ 加入枸杞子继续煮约 5 分钟，出锅前加入红糖调味即可。

功效　此汤有增进食欲、补脾益肝、养肾补血、补脑健身的功效。

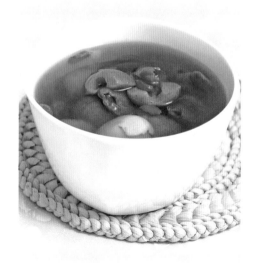

哈密瓜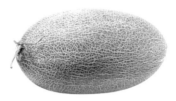

去心火，增强食欲

性味归经： 性寒，味甘；归心、脾经

功效： 清热解暑，清心火

主要营养成分： 胡萝卜素、维生素C、钾

挑选窍门： 以瓜藤绿色、瓜皮颜色灰绿、表面坚实微软的哈密瓜为佳

哈密瓜有"瓜中之王"的美称，形态各异，风味独特，味甘如蜜，奇香袭人，饮誉国内外。哈密瓜不仅好吃，而且营养丰富，药用价值高。有清凉消暑、除烦热、生津止渴的作用，是夏季解暑的佳品。

▶ 养心小偏方

哈密瓜西瓜汁
调理暑热

哈密瓜、西瓜各500克，将二者去皮，榨汁饮用。

· 哈密瓜可清热解暑，去心火

哈密瓜有清凉解暑、解除烦热的作用，是夏季解暑的佳品，可以止渴、增进食欲及消除心火。

· 这样吃最养心

1 生食。哈密瓜生食或捣烂取汁饮用，可调理心火重引起的口舌生疮。

2 打汁。哈密瓜打成汁食用，可改善身心疲倦、缓解焦躁不安。

· 人群宜忌

✅ 肾病、贫血、胃病、便秘、咳嗽痰喘患者。

❌ 腹胀、脚气病、便溏、黄疸、寒性咳喘患者；产后、病后的人；糖尿病患者。

· 最佳营养搭配

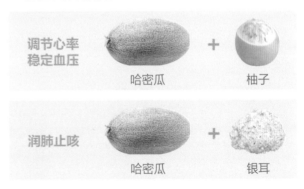

调节心率稳定血压　　哈密瓜　＋　柚子

润肺止咳　　哈密瓜　＋　银耳

食用提醒

1. 哈密瓜香甜可口、果肉细腻，而且果肉越靠近种子处甜度越高，越靠近果皮越硬，因此皮最好削厚一点，吃起来更美味。

2. 哈密瓜属凉性水果，因此一次不宜吃太多，以免引起腹泻。

柚子哈密瓜 有效预防冠心病

材料 柚子 100 克，哈密瓜 300 克。

做法

1. 哈密瓜洗净，纵向切开，去子，再横向切成 2 厘米厚的片，在盘中摆成空心的圆形。

2. 柚子洗净，去皮，分小瓣，放在由哈密瓜片摆成的空心圆内。

3. 将牙签放在盘边，食用时用牙签插取哈密瓜片和柚子瓣即可。

功效 柚子、哈密瓜中均含有养护心脑血管必需的天然微量元素钾，几乎不含钠，是心脑血管病及肾脏病患者适合的水果。

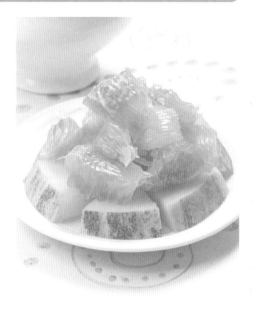

哈密瓜橙子饮 清热解暑，利尿

材料 哈密瓜 100 克，橙子 100 克，生菜 100 克。

做法

1. 哈密瓜去皮和瓤、洗净，切小块；橙子去皮，切小块；生菜洗净，切碎。

2. 将上述材料放入榨汁机中，加入适量饮用水搅打均匀即可。

功效 哈密瓜有清热消暑的功效；橙子可生津止渴。二者合用，有清热祛暑、利尿的功效。

小贴士

生菜中含有丰富的膳食纤维和维生素 C，有消除多余脂肪的作用，故又叫减肥菜，很适合爱美的女性食用。

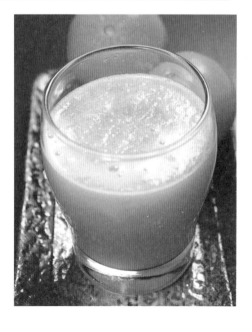

第六章 特效食材，吃出健康美丽好身心

樱桃

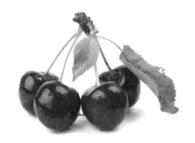

增强心脏免疫力

性味归经： 性温，味甘、微酸；归脾、肝经
功效： 补血养颜，改善视力，养护心脏
主要营养成分： 钾、铁、胡萝卜素、维生素C
挑选窍门： 以外形个头大、色泽艳丽、表面微硬、无异味的樱桃为佳

樱桃体形小，颜色鲜红，酸甜适中，是人们夏季常食用的一类水果。樱桃营养价值高，尤其是丰富的钾元素对心脏有很大好处，可以让心脏功能更稳定。

▶ 养心小偏方

樱桃龙眼羹
养心安神

龙眼肉10克，枸杞子10克，加水适量，煮至充分膨胀后，放入鲜樱桃30克，煮沸，加冰糖调味服食。此羹具有养心安神的功效，非常适合失眠、神经衰弱患者食用。

· **樱桃让心脏功能更稳定**

樱桃中的钾元素对心脏有很大好处，可以让心脏功能更稳定；樱桃中含有的类黄酮素和酚酸类物质还能有效预防血管硬化，让血管更具弹性，使血液能顺畅地流通，减轻心脏的负担，预防心脏病的发生。

· **这样吃最养心**

1 直接食用。樱桃中铁元素的含量很高，是其他水果的数倍。补充铁元素有助于人体内血红蛋白的合成，对贫血等有一定预防作用。

2 熬粥。用樱桃和大米一起煮粥食用，可增强心脾功能。

· **人群宜忌**

✓ 爱美的人可以适当多食，有祛斑抗皱、美容养颜的功效。

✗ 有溃疡症状和上火的人应慎食；糖尿病患者可少量食用。

· **最佳营养搭配**

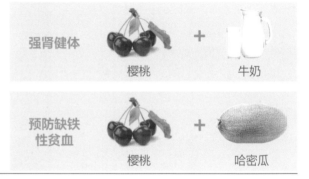

| 强肾健体 | 樱桃 + 牛奶 |
| 预防缺铁性贫血 | 樱桃 + 哈密瓜 |

食用提醒

樱桃吃多容易产生牙痛、大便干燥等上火症状，所以要注意食用樱桃的量。

蜜枣樱桃蒸山药 补养心血，美颜

材料 山药、蜜枣各 100 克，樱桃 10 粒。

调料 白糖、水淀粉各适量。

做法

❶ 山药洗净煮熟，凉后剥去皮，切片；蜜枣用热水洗净，切成两半，去核；樱桃去核备用。

❷ 在碗内抹上植物油，放上樱桃、蜜枣、山药，撒入白糖，上锅蒸熟，取出碗，扣入盘内。

❸ 锅置火上，加入适量清水，加白糖烧至化开，淋入水淀粉勾稀芡，倒入盘内即可。

功效 此款搭配有美容养颜、养心补血的良好效果。

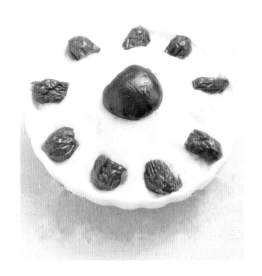

樱桃草莓汁 养心脏，补心血

材料 樱桃、草莓各 80 克。

调料 蜂蜜适量。

做法

❶ 草莓洗净，去蒂，切小块；樱桃洗净，去核。

❷ 将上述食材放入榨汁机中，加入适量饮用水搅打均匀，加入蜂蜜调匀即可。

功效 樱桃可增强心脏免疫力，草莓有补养心血的功效。

小贴士

樱桃洗前宜用清水加少许盐浸泡一小段时间，去掉果皮表面的农药残留物。

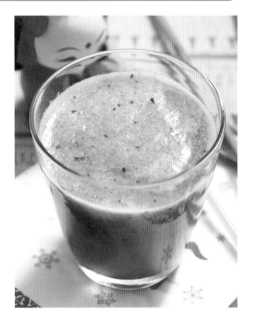

第六章 特效食材，吃出健康美丽好身心

苹果

增强血管弹性，预防心脏病

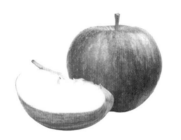

性味归经： 性凉，味甘、微酸；归脾、胃、肺经
功效： 养心益气，健脾益胃，润肠止泻
主要营养成分： 钾、苹果酸、果胶、纤维素
挑选窍门： 以颜色黄里透红、肚脐凹陷、果皮坚实的苹果为佳

苹果吃起来甜脆爽口，汁水浓郁，含有丰富的营养物质，具有一定的药用价值，所以俗语有"一天一苹果，医生远离我"。

🌿 养心小偏方

苹果泥
养心脾，助消化

苹果1个，洗净、去皮、切片，放入碗内，盖上盖子，蒸熟后捣成泥，连续吃2天，可养护心脾、缓解消化不良。

· 常吃苹果，减少患心脏病的概率

苹果中钾元素含量高，而钠元素含量低，钾可以和多余的钠结合，然后排出体外，维持人体的血压，这对人体心脏很有好处。苹果中的酸性物质和维生素等可以降低血液中"坏胆固醇"的含量，很多研究也表明，经常食用苹果的人患心脏病的概率大大降低。

· 这样吃最养心

1 打汁饮用。苹果打成果汁饮用，可通五脏，调营卫，生津止渴，用于烦热口渴。

2 熬粥。苹果和麦片一起熬粥食用，不仅能补充多种营养素，还能降低体内的胆固醇，有效保护心脏。

· 人群宜忌

✅ 慢性胃炎、消化不良、气滞不通、便秘、慢性腹泻、神经性肠炎、高血压、高脂血症和肥胖症患者适合食用。

❌ 溃疡性结肠炎患者不宜生食苹果，因苹果质地较硬，又含有膳食纤维和有机酸，不利于肠壁溃疡面的愈合；平时有胃寒症状者忌食苹果。

· 最佳营养搭配

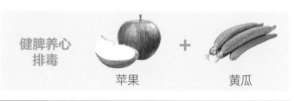

健脾养心排毒

苹果 ＋ 黄瓜

食用提醒 ————

吃苹果最好连皮一起吃，因为与苹果肉相比，苹果皮中黄酮类化合物含量较高，抗氧化活性也较强。

番茄葡萄苹果饮 　预防冠心病

材料 番茄 200 克，苹果、葡萄各 100 克。
调料 柠檬汁适量。
做法

❶ 番茄洗净切小丁；葡萄洗净，去子；苹果洗净，去核，切丁。

❷ 将上述食材放入榨汁机中，加入适量饮用水搅打，打好后倒入杯中，加入柠檬汁即可。

功效 番茄富含 β - 胡萝卜素及维生素 C，葡萄富含维生素、矿物质、类黄酮、花青素和白藜芦醇，苹果可抗氧化，降低胆固醇含量，三者一起饮用可有效预防动脉粥样硬化及冠心病。

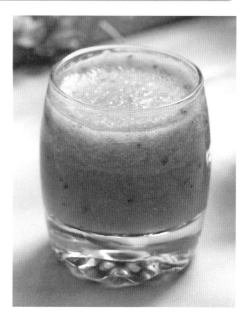

香蕉苹果豆浆 　软化血管，保护心脏

材料 黄豆 60 克，香蕉 80 克，苹果 50 克。
做法

❶ 黄豆用清水浸泡 8~12 小时，洗净；苹果洗净，去皮，去核，切小块；香蕉去皮，切小块。

❷ 将上述食材倒入全自动豆浆机中，加水至上、下水位线之间，按下"豆浆"键，煮至豆浆机提示豆浆做好即可。

功效 香蕉和苹果都含有丰富的钾和膳食纤维，可以起到软化血管、保护心脏的作用。

小贴士
搅拌好的香蕉苹果豆浆要马上饮用，否则会变黑。

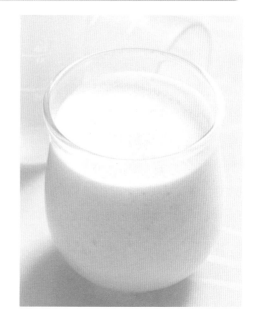

红枣

补气养血最无私

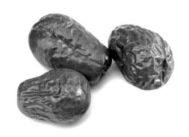

性味归经： 性温，味甘；归脾、胃、心经

功效： 养血安神，益气生津，补脾和胃

主要营养成分： 维生素、铁、芦丁

挑选窍门： 以果皮光滑新鲜、肉厚质脆、有香甜气味的红枣为佳

小小一颗红枣，作用可不小！常食红枣可以调理身体虚弱、神经衰弱、脾胃不和、消化不良、劳伤咳嗽、贫血消瘦、失眠多梦等病症。

▌养心小偏方

木耳红枣茶

养心，健脾，补血

取木耳20克，红枣15枚。木耳洗净泡发好，与红枣一起煮汤服用。每天1次，连服10天。有健脾、补血、养心的功效。

· 红枣可补气养血、安神

红枣有补气益血的功效。中医常用红枣治疗脾胃虚弱、气血不和、失眠等症。中医常在食疗药膳中加入红枣来补养身体、滋润气血。女性躁郁症、哭泣不安、心神不宁时，红枣和甘草、小麦同用，可起到养血安神、疏肝解郁的功效。

· 这样吃最养心

1 生食。脾胃虚弱、腹泻、倦怠乏力的人，每天可吃5颗红枣，有补中益气、健脾胃的功效。

2 熬粥。红枣和糯米一起熬粥食用，可以养心健脾、安神。

· 人群宜忌

✅ 适合气血不足、营养不良、心慌、失眠、贫血头晕者食用。

❌ 红枣含糖量高，糖尿病患者不宜多食。

· 最佳营养搭配

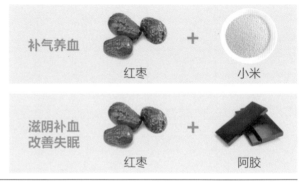

补气养血　红枣　＋　小米

滋阴补血改善失眠　红枣　＋　阿胶

食用提醒 ————

1. 红枣虽好，但吃多了会胀气，因此要注意控制食量。

2. 烹调红枣时最好用小刀在红枣表皮划出直纹，这样可以让枣中的营养成分更好地释放出来。

银耳红枣牛肉汤 补养气血，补虚养颜

材料 牛肉 200 克，红枣 20 克，干银耳 5
克，胡萝卜 50 克。

调料 盐 4 克，姜片 3 克，料酒 7 克。

做法

❶ 牛肉洗净，切块；红枣洗净，放水中浸
泡片刻；干银耳用水泡发，洗净，去蒂，
切小朵；胡萝卜洗净，去皮，切片。

❷ 将牛肉块、红枣放入砂锅中，加水烧沸
后转小火慢炖 1 小时，然后放料酒、姜
片、银耳、胡萝卜片炖至牛肉熟烂，加
盐调味即可。

功效 红枣可保护心脏、养血益气，银耳能
滋阴润燥，牛肉能补益气血，这款汤
能补养气血、补虚养颜。

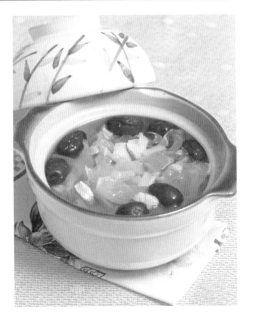

红枣蒸南瓜 增强免疫力

材料 老南瓜 100 克，红枣 10 克。

调料 白糖 5 克。

做法

❶ 老南瓜削去硬皮，去瓤，切成厚薄均匀
的片；红枣泡发洗净。

❷ 南瓜片装入盘中，加入白糖拌匀，摆上
红枣。

❸ 蒸锅上火，放入南瓜片和红枣，蒸约 30
分钟，至南瓜熟烂即可。

功效 养心脏，增强免疫力，抗氧化。

小贴士

如果有糖桂花、蜂蜜等，可在最后浇淋一
些，增加风味。

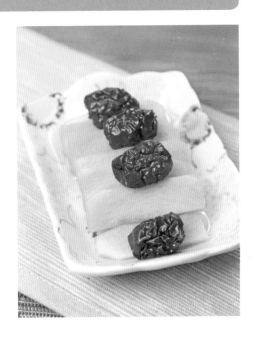

第六章 特效食材，吃出健康美丽好身心

猪心

以心补心，疗养心脏

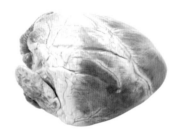

性味归经： 性平，味甘、咸；归心经
功效： 补虚，安神定惊，养心补血
主要营养成分： 蛋白质、脂肪、钙、磷、铁、B族维生素
挑选窍门： 以颜色淡红、无异味、心肌结实且富有弹性的猪心为佳

猪心是猪的心脏，其体积较大，呈血红色，可见血管。猪心不仅是一种常见的食材，还是一种药材，适量食用对人体很有好处。

▍养心小偏方

猪心归芪汤
补心气，安心神

猪心一个洗净，破开加入黄芪5克、当归10克，合好切开口放入碗内，加入适量开水、食盐，置于锅内隔水蒸熟，吃猪心、喝汤。可以补气、止汗、安神。

· 猪心可强心安神、镇惊

古代我国就有"以脏补脏，以形补形"之说，人们将其看成是一种饮食经验，一直传承下来。其实这种说法并不是没有根据。据研究，食用猪心对心脏确实有一定的食疗作用。中医认为，猪心具有安神镇惊的作用，夜晚失眠、多梦、易惊等人群适量食用一些猪心，可以起到安神利眠的作用。

· 这样吃最养心

炖汤。用当归、党参和猪心一起炖汤，有补脾益气、养血安神的功效。

· 人群宜忌

✅ 心虚多汗、白汗、惊悸恍惚、怔忡、失眠多梦、精神分裂症、癫痫、癔病者。

❌ 高胆固醇血症、高血压患者。

· 最佳营养搭配

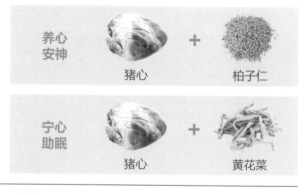

养心安神	猪心	+	柏子仁
宁心助眠	猪心	+	黄花菜

食用提醒

1. 猪心通常有异味，如果处理不好，就会影响菜肴的味道。买回猪心后，可放在少量面粉中"滚"一下，放置1小时左右，再用清水洗净，这样烹炒出来的猪心就几乎没有异味了。

2. 新鲜的猪心不宜长时间保存，放在冰箱的冷藏室可以保存1~2天。

丝瓜炒猪心 补心气，缓解胸闷

材料 猪心 500 克，丝瓜 200 克。

调料 姜、植物油、生抽、盐、淀粉各适量。

做法

1 丝瓜切片，猪心切片，加入姜丝、盐、植物油、淀粉、生抽腌制。

2 先把猪心爆炒一下。

3 加上丝瓜一起炒热。

4 撒上一点水，盖上盖子焖一下。

5 打开盖子翻炒几下，撒适量盐，再翻炒几下即可出锅。

功效 补养心气，清热利湿，缓解胸口憋闷。

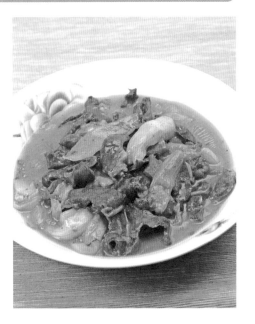

归参猪心汤 补气血，安心神

材料 猪心 1 个，当归 15 克，党参 20 克。

调料 生姜、葱、胡椒、盐各 2 克。

做法

1 将党参、当归洗净放入水中煮 30 分钟后，去药渣留汁；猪心清洗干净。

2 锅置火上，加入适量清水和药汁，放入猪心和生姜、葱、胡椒、盐，大火煮开，转小火煮至猪心烂熟即可。

功效 当归可益气活血，党参补脾益气，猪心养血安神。该汤有养心安神的功效。

小贴士

做菜前，应将猪心的异味去除掉，否则做出菜的味道就会大打折扣。

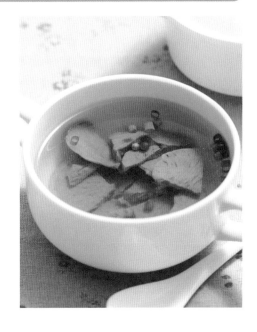

鸡肉

养护心血管，避免脂肪堆积

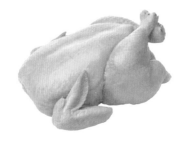

性味归经： 性温，味甘；归脾、胃经
功效： 温中补脾，益气养血，补肾益精
主要营养成分： 蛋白质、不饱和脂肪酸
挑选窍门： 以白里透红、有亮度、手感光滑的鸡肉为佳

中医认为，鸡肉能温中补脾、益气养血，有健脾胃、活血脉、强筋骨的作用。

🍃 **养心小偏方**

赤豆鸡汤
补心脾，消水肿

鸡肉500克与50克赤小豆搭配炖食，可益心脾、消水肿。

· 常吃鸡肉可预防心血管疾病

鸡肉富含不饱和脂肪酸，对预防心血管疾病有很好的效果，可健脾胃、活血脉。

· 这样吃最养心

1 炖汤。鸡肉搭配黄芪、当归炖食，可用于虚损瘦弱、心气不足、久病不复。

2 煮食。鸡肉与当归、红枣等共煮食。可用于气血不足、心慌、头晕。

· 人群宜忌

✅ 一般人群均可食用，尤其是老人、产妇、心气不足和体弱者。

❌ 急性肾炎、肾功能不全、胆石症、胆囊炎、胃溃疡、痛风病患者不宜喝鸡汤。

· 最佳营养搭配

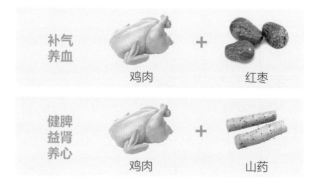

| 补气养血 | 鸡肉 | + | 红枣 |
| 健脾益肾养心 | 鸡肉 | + | 山药 |

食用提醒

1. 鸡皮中脂肪和胆固醇含量较高，污染物含量也较高，烹饪或食用时最好去掉。
2. 鸡脖子是血管和排毒腺体集中的部位，最好剥下鸡皮，去掉颈部的皮下脂肪再食用。

红枣莲子鸡汤 养心安神，促进睡眠

材料　鸡肉100克，红枣10克，莲子5克，
枸杞子4克。

调料　盐适量。

做法

❶ 枸杞子洗净；红枣洗净，去核；鸡肉洗
净，切块；莲子洗净，用水浸泡4小时。

❷ 把以上材料放入水中，大火煮沸，撇去浮
沫，改小火煮至鸡肉软烂，加盐调味即可。

功效　红枣可补气养血，莲子清心火、安神，
枸杞子补养心血，鸡肉可养护心血管。

小贴士

鸡肉通常会有一些腥味，烹调前把鸡肉放
在料酒中浸泡1小时左右，可以有效去除
腥味。

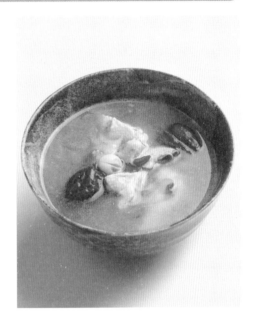

白斩鸡 降低甘油三酯，保护心脏

材料　净膛三黄鸡1只（约600克），法香
适量。

调料　葱段、姜片各15克，盐、草果各5
克，香叶3克，八角1个，丁香2
克，花雕酒25克。

做法

❶ 净膛三黄鸡焯水。

❷ 取小桶，加适量清水、盐、葱段、姜片、
草果、香叶、八角、丁香、花雕酒烧沸，
放入三黄鸡，等汤再次煮沸后改小火煨5
分钟关火，闷10~15分钟。

❸ 取出鸡，用冰水浸泡，取出，切片，用
法香点缀即可。

功效　降低甘油三酯，舒张血管，保护心脏。

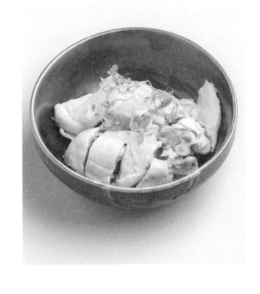

牛肉

软化心脑血管，促进血液循环

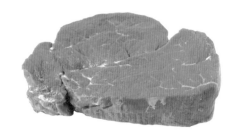

性味归经： 性温，味甘；归脾、胃经
功效： 补脾胃，益气血，强筋骨
主要营养成分： 铁、B族维生素、亚油酸
挑选窍门： 以色泽鲜红、湿润有弹性、脂肪为白色的鲜牛肉为佳

牛肉蛋白质含量高而脂肪少，味道鲜美，具有软化心脑血管、促进血液循环的作用。

养心小偏方

返本汤
主治诸虚百损

牛瘦肉200克，山药100克，莲子（去心）20克，茯苓20克，小茴香15克，红枣10枚，小火炖至牛肉烂熟即可。

·常吃牛肉，保护心脑血管系统

牛肉中含有的亚油酸，能够降低血液胆固醇，预防动脉粥样硬化，具有软化心脑血管、促进血液循环、降脂降压、促进新陈代谢、调节内分泌和减缓衰老等作用。牛瘦肉中含有的钾对心脑血管系统、泌尿系统有防病作用。

·这样吃最养心

炖汤。牛肉60克绞烂，用约70℃的热水泡10分钟，滤去渣炖汤，食用可调理病后心气虚。

·人群宜忌

✅ 一般人皆可食用，尤其适合孕产妇、病后体虚者以及学生食用。

❌ 牛肉较硬，咀嚼有困难者不宜食用大块牛肉。

·最佳营养搭配

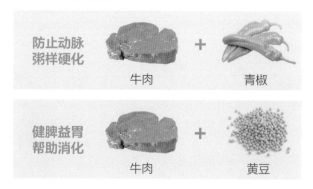

| 防止动脉粥样硬化 | 牛肉 | + | 青椒 |
| 健脾益胃帮助消化 | 牛肉 | + | 黄豆 |

食用提醒

1. 牛肉经烹煮后会收缩，切大块可防烹煮后体积太小。
2. 牛肉肌纤维较粗，不易炖烂，烹调前可加些山楂，让口感变得更柔嫩。

萝卜炖牛腩 维护血管韧性，保护心脏

材料 牛腩400克，白萝卜块250克。

调料 料酒、酱油各15克，葱末、姜片各
10克，盐5克，八角、胡椒粉各4
克，鸡精少许。

做法

❶ 牛腩洗净、切块，焯烫，捞出。

❷ 砂锅置火上，放入牛腩、酱油、料酒、
姜片、八角和适量清水，大火烧沸后转
小火炖2小时。

❸ 加入白萝卜块，继续炖至熟烂，放入盐、
胡椒粉、鸡精拌匀，撒上葱末即可。

功效 降低血液胆固醇，预防动脉粥样硬
化，软化心脑血管。

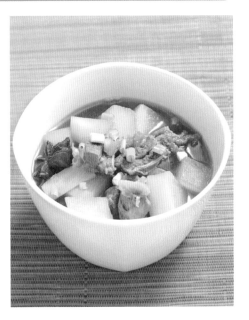

土豆牛肉汤 保护心血管，增强免疫力

材料 土豆200克，牛瘦肉150克。

调料 植物油、葱花、姜末、盐、酱油各
适量。

做法

❶ 土豆洗净，去皮，切块；牛瘦肉洗净，
切块，放入沸水中焯去血水。

❷ 锅置火上，倒入适量植物油，待油烧至
七成热，下葱花和姜末炒香，放入牛肉
块煸熟。

❸ 倒入土豆块翻炒均匀，加入适量清水煮
至土豆块熟透，用盐、酱油调味即可。

功效 牛肉与土豆搭配食用，可以提供丰富
的锌、钾、蛋白质等，有补心强体的
作用。

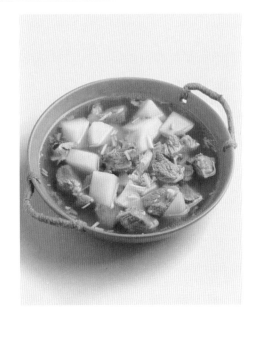

鸡蛋

保护心血管，预防血栓形成

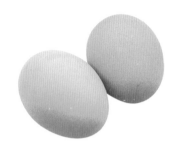

性味归经： 性平，味甘；归脾、胃经
功效： 软化血管，预防动脉粥样硬化，保护心血管
主要营养成分： 亚油酸、卵磷脂、蛋白质
挑选窍门： 以质感粗糙、外观光鲜、摇晃无声响的鸡蛋为佳

鸡蛋是最好的营养来源之一，鸡蛋中含有大量的维生素、矿物质及有高生物价值的蛋白质，有"理想的营养库"之称，具有养心安神、补血、滋阴润燥的食疗功效。

▶ 养心小偏方

百合煮鸡蛋
滋阴润燥，清心安神

百合 50 克，鸡蛋 2 个。先将百合洗净，再与洗净的鸡蛋一同入锅内，加水适量，煮至蛋熟，去蛋壳即成。

· 常吃鸡蛋，可保护心血管、增强免疫力

鸡蛋中含有的亚油酸具有软化血管、预防动脉粥样硬化的功效；卵磷脂可以抑制血小板聚集，预防血栓形成，保护心血管。丰富的蛋白质能够增强身体免疫力。

· 这样吃最养心

1 炒食。鸡蛋和韭菜一起炒食，可以补肾，安心神。

2 做汤。鸡蛋和番茄一起煮汤，可以滋阴润燥、养心安神。

· 人群宜忌

✓ 一般人皆可食用。

✗ 发热、腹泻、肝炎、胆囊炎患者忌食。

· 最佳营养搭配

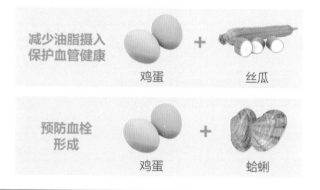

减少油脂摄入
保护血管健康　　鸡蛋　+　丝瓜

预防血栓形成　　鸡蛋　+　蛤蜊

食用提醒

1. 鸡蛋不宜生吃，因为生鸡蛋中的抗生物素蛋白和抗胰蛋白酶会妨碍人体对营养素的分解和吸收。

2. 鸡蛋烹饪以水煮蛋营养流失最少，煎蛋虽然美味，但营养保有率不及煮蛋，如果火太旺，营养保有率更低。

蛤蜊蒸蛋　养护心血管，预防血栓形成

材料　蛤蜊 12 只，鸡蛋 2 个。

调料　姜片、盐、香葱末各 5 克，料酒 10 克。

做法

❶ 蛤蜊用盐水浸泡，使其吐净泥沙，放入加姜片和料酒的沸水中烫至壳开，捞出。

❷ 将鸡蛋磕开，打散，鸡蛋液加水搅匀，加蛤蜊蒸 10 分钟，撒上香葱末和盐即可。

功效　软化血管，改善血液循环和血压状态。

小贴士

水最好用 40℃左右的温开水，水温不宜太热。

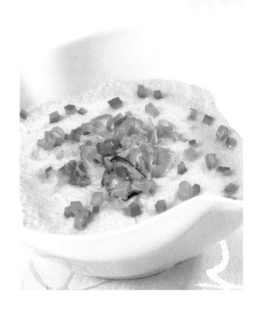

鸡蛋炒丝瓜　减少油脂摄入

材料　丝瓜 200 克，鸡蛋 100 克。

调料　盐 3 克，葱段 5 克，植物油适量。

做法

❶ 丝瓜去皮洗净，切成滚刀片，放入开水中焯一下；鸡蛋打散，炒熟后盛出。

❷ 锅内用植物油爆香葱段，加入焯过水的丝瓜，加盐翻炒 30 秒，加入备好的炒蛋，翻炒均匀即可。

功效　降低血液胆固醇，促进脂溶性维生素吸收。

小贴士

丝瓜焯水后再炒，会减少用油量，从而控制油脂的摄入，有利于血管健康。

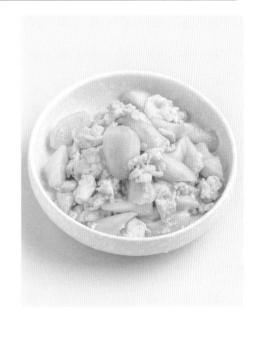

鲤鱼

除湿热，补心阳

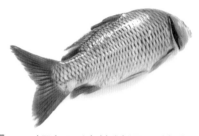

性味归经： 性平，味甘；归脾、肾经
功效： 热祛湿，消肿解毒，平补心阳
主要营养成分： 蛋白质、钙、磷
挑选窍门： 以鱼鳃颜色鲜红、肉质有弹性的鲤鱼为佳

　　鲤鱼体态肥壮艳丽，肉质细嫩鲜美，是人们日常喜爱的水产品之一。鲤鱼有健脾除湿、补心阳、利小便的食疗作用。

■ 养心小偏方

鲤鱼糯米粥
养心补气

鲤鱼 500 克，刮鳞去肠后洗净，用糯米 60 克，陈皮、姜适量，一同煮粥，放入阿胶 10 克煮至化开后食用。

· 鲤鱼可清热祛湿、补心阳

　　中医认为，夏季暑湿重，容易引起心阳不振，从而导致脾虚水肿。鲤鱼能清热祛湿、消肿解毒、平补心阳，缓解暑湿引起的水肿。

· 这样吃最养心

1　炖汤。用鲤鱼和赤小豆一起炖汤，可健脾利湿、温补心阳。

2　熬粥。鲤鱼和大米一起煮粥，可以补气养血、安神。

· 人群宜忌

✅ 肾炎水肿、黄疸肝炎、肝硬化腹水、心源性水肿、营养不良性水肿、脚气水肿等患者，以及女性妊娠水肿、胎动不安、产后乳汁缺少等患者适宜食用。

❌ 恶性肿瘤、淋巴结核、红斑性狼疮、支气管哮喘、小儿疳腮、血栓闭塞性脉管炎、痈疽疔疮、荨麻疹、皮肤湿疹等患者不宜食用。

· 最佳营养搭配

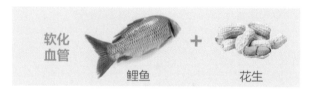

软化血管　　鲤鱼　＋　花生

食用提醒

1. 鲤鱼煮汤前，可以先用植物油煎一下，再加凉水小火慢炖，整个汤呈现乳白色，味道更鲜美。

2. 鲤鱼鱼胆含有对人体有害的毒性成分，不能食用。

赤小豆鲤鱼汤 祛湿养心，健脾胃

材料 鲤鱼1条（约500克），赤小豆50
克，陈皮10克，草果1个。

调料 姜片5片，盐3克。

做法

① 先将鲤鱼宰杀，去鳞、鳃及内脏，洗净；
赤小豆洗净，浸泡30分钟。

② 将鲤鱼放入锅中，加入适量水，烧开后，
加入赤小豆及陈皮、草果、姜片，继续
熬煮至豆熟时，加入盐调味即可。

功效 该汤能滋津液、补心阳、利小便、消
胀、除肿、止呕，是祛湿的佳品。

小贴士
吃鲤鱼时不宜吃甘草，否则可引起中毒。

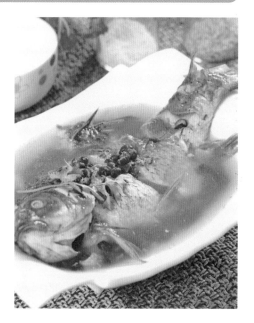

清蒸鲤鱼 消暑养心

材料 鲤鱼500克，红椒20克。

调料 姜丝、葱丝各20克，香菜段、葱段
各10克，盐适量。

做法

① 鲤鱼去内脏、鳃、鳞，洗净，划几刀；
红椒洗净，去子，切丝。

② 把鱼放入一个盘子装好，放在锅里隔水
蒸10~15分钟，滤去水。

③ 油锅烧热，加入姜丝、葱段、红椒丝翻
炒至熟，倒在蒸好的鱼上，撒上香菜段、
葱丝、盐即可。

功效 养心健胃，消除暑湿。

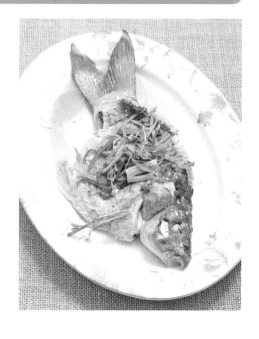

第六章 特效食材，吃出健康美丽好身心

鲫鱼

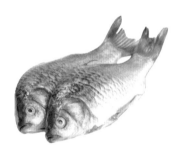

预防心脑血管疾病

性味归经： 性平，味甘；归脾、胃、大肠经
功效： 和中补虚，除湿利水，养护心血管
主要营养成分： 蛋白质、B族维生素、钙、镁、锌
挑选窍门： 以鳞片、鳍条完整；体表无创伤，体色青灰，体形健壮的为好鱼

鲫鱼蛋白质齐全，且易于消化，是肝肾疾病、心脑血管疾病患者的良好蛋白质来源，常吃可以增强人体抗病能力。

🍵 养心小偏方

木瓜莲子鲫鱼汤
清心润肺

木瓜1个，鲫鱼2条，莲子20克，盐适量。鲫鱼洗净去杂，入油锅慢火煎至微黄；莲子用清水浸泡1小时；木瓜去皮切块；鲫鱼、木瓜、莲子一起放入砂锅，加入清水，大火烧开后改小火炖2小时，加入盐调味即可。

· **常吃鲫鱼，可维持良好的血管环境、预防心血管疾病**

鲫鱼含有丰富的矿物质磷、钾，能有效地溶解沉积在血管壁上的胆固醇硬化斑块，维持良好的血管环境，预防动脉粥样硬化等心血管疾病。

· **这样吃最养心**

1 煮汤。将鲫鱼、红豆、冬瓜皮一起煮汤，可健脾胃、养气血。

2 熬粥。用鲫鱼和糯米一起煮粥食用，可调理病后体虚。

· **人群宜忌**

✅ 适合肝肾疾病、心脑血管疾病患者及产妇产后少乳、食欲不振的人食用。

❌ 皮肤病及感冒发热的患者要少吃鲫鱼。

· **最佳营养搭配**

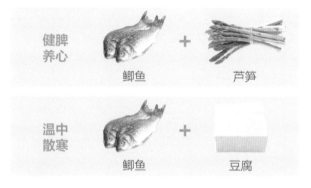

健脾养心	鲫鱼 + 芦笋	
温中散寒	鲫鱼 + 豆腐	

食用提醒

1. 鲫鱼清蒸或做汤营养效果最佳，若经煎炸，食疗功效会大打折扣。

2. 在烹制鲫鱼前，要将其黑色腹膜清洗干净，因为其腥味较重，还含有对人体有害的物质。

芦笋鲫鱼汤　除湿利尿，养护心脏

材料　鲫鱼 300 克，芦笋 30 克。

调料　盐适量。

做法

❶ 将鲫鱼去鳞及内脏，洗净；芦笋洗净，切片。

❷ 将鲫鱼、芦笋片放入锅内，加入适量清水，以大火烧开，撇净浮沫，改用小火慢煮至鲫鱼、芦笋熟，出锅前加适量盐调味即可。

功效　芦笋有暖胃宽肠、润肺止咳、利尿等功能，搭配和中补虚、除湿利水的鲫鱼同食，可以健脾护肾、温中下气，很适合高血压、心脏病、糖尿病等患者食用。

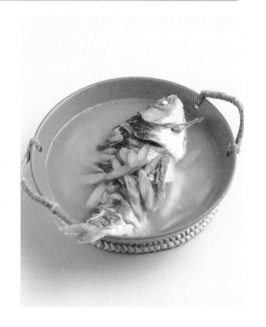

香菇蒸鲫鱼　降低胆固醇

材料　干木耳 15 克，干香菇 4 朵，净鲫鱼 1 条（200 克）。

调料　葱段、姜片各 5 克，料酒 10 克，白糖 1 克，盐 2 克，植物油适量。

做法

❶ 干木耳泡发，洗净，撕成小片；干香菇泡发，洗净，去蒂后切块。

❷ 鲫鱼放入碗中，加入姜片、葱段、料酒、白糖、盐、植物油，然后加入木耳、香菇块，上笼蒸半小时即可。

功效　香菇与鲫鱼搭配食用，可以降低胆固醇、保护心脑血管。

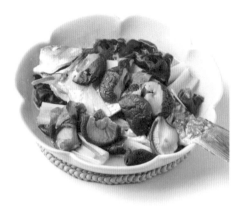

牡蛎

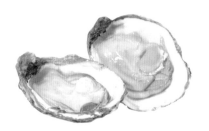

保护心肌，改善心律失常

性味归经： 性寒，味咸；归肝、肾经
功效： 降血脂，保护心肌，对抗心律失常
主要营养成分： 核酸、B族维生素
挑选窍门： 以壳色泽黑白明显者为佳，去壳后的肉完整丰满，边缘乌黑，肉质有光泽、有弹性

牡蛎肉味鲜美、营养全，兼有"细肌肤，美容颜"及养心脏、降血压等多种作用，因而被视为美味海珍和健美强身食物。

▌养心小偏方

凉拌牡蛎
养护心脏

牡蛎300克煮熟，以姜、醋拌食。可强心，缓解口渴烦热。

· 牡蛎可降胆固醇、保护心肌细胞

牡蛎可降低胆固醇水平，预防动脉粥样硬化。牡蛎对心肌细胞有保护作用，可抗心律失常；对降低血液中胆固醇含量有特殊疗效，可辅助治疗心力衰竭。

· 这样吃最养心

煮汤。单用牡蛎煮熟，食肉喝汤。用于虚损。

· 人群宜忌

✓ 适合体质虚弱和贫血者、骨质疏松者及哺乳期妇女。

✗ 痛风及尿酸过高者、患有急慢性皮肤病以及脾胃虚寒者忌食。

· 最佳营养搭配

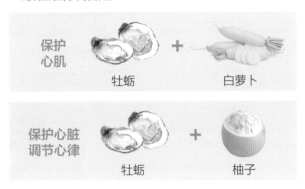

保护心肌　牡蛎　＋　白萝卜

保护心脏调节心律　牡蛎　＋　柚子

食用提醒

1. 牡蛎一定要吃新鲜的，否则容易导致食物中毒。
2. 牡蛎和鸡蛋中均含有丰富的钙质，一起食用，能促进骨骼生长。

双耳牡蛎汤 　宁心安神

材料　水发木耳、牡蛎各100克，水发银
　　　　耳50克。

调料　料酒、醋、葱汁、姜汁各10克，盐
　　　　3克。

做法

❶ 将木耳、银耳洗净，撕成小朵；牡蛎洗
　净泥沙，入沸水锅中焯一下捞出。

❷ 锅置火上，加水烧热，放入木耳、银耳、
　料酒、葱汁、姜汁煮约20分钟后，下入
　焯好的牡蛎，加盐、醋煮熟即可。

功效　此汤有宁心安神的效果，而且钙、
　　　　铁、锌等多种矿物质含量十分丰富，
　　　　适合孕妇饮用，有很好的补肾效果。

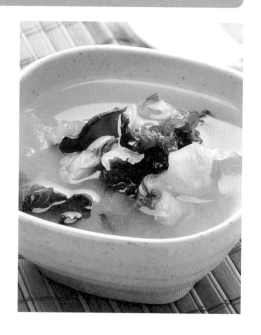

柚子拌牡蛎 　降低血脂，养护心血管

材料　牡蛎250克，柚子100克。

调料　葱末、红辣椒、胡椒粉、蒸鱼豉油各
　　　　适量。

做法

❶ 红辣椒洗净、切末；柚子去皮、取肉，
　切碎。

❷ 将葱末、红辣椒末、柚子碎放入碗里，
　加入胡椒粉、蒸鱼豉油拌匀。

❸ 锅里水烧开，放入牡蛎用大火煮熟，捞
　起放入装调料的碗里，拌匀即可。

功效　降低血脂，预防动脉粥样硬化，保护
　　　　心血管。

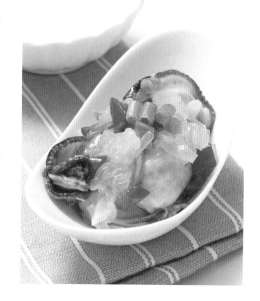

第六章　特效食材，吃出健康美丽好身心

伤心的食物要慎吃

油条、炸鸡：
增加患心脏病的风险

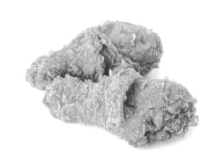

　　食物经过高温油炸后会产生一种"糖基化终末产物"的有害物质，这种物质会附着于血管壁上，导致血管的扩张功能降低，从而增加人们患心脏疾病的风险，因此油炸食品不可以多吃。

饼干、月饼：
易致肥胖，影响心脏健康

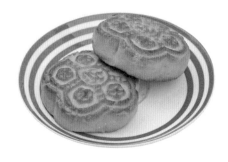

　　甜食很容易导致血管紧张度增加，并且使身体胰岛素分泌改变，从而使得高血压出现，并且甜食还容易转化成为脂肪在身体中储存，导致肥胖出现，而人一旦肥胖并且伴随有高血压，心脏健康就会受到影响。黑巧克力保护心血管内皮，可以适量食用。

咸菜、咸鸭蛋：
高盐饮食加重心脏负担

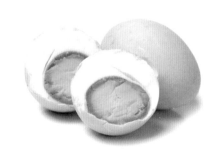

　　中医认为，过多的咸味食物会引起肾气偏盛，从而克伐心脏（水克火）。由于心主血，咸味的东西吃多了就会影响气血的生发和运行，使血脉凝滞，脸色变黑。同时，还常出现心慌气短、胸痛等症状。

　　营养学认为，咸食中含有大量的盐分，人如果长期保持高盐饮食，很容易被高血压盯上。人一旦患了高血压，心血管疾病就容易找上门，因此高盐食物是"伤心"食品。

第七章

要想心不老，
动一动不能少

中医传统养心法：
抗衰老，添福寿

五禽戏之猿戏：增强心功能

猿活泼灵活，善于模仿，攀缘枝藤，敏捷机灵，可腾挪闪避。模仿猿的各种体态动作能愉悦心神、流通血脉。

操作方法

选择一牢固横竿，如猿猴攀物一样以双手抓握横竿，使两下肢悬空，做引体向上 7 次。

功效

练猿戏，能悦心神、畅心志、促进气血流通，增强心功能，缓解气短、气喘等症状。

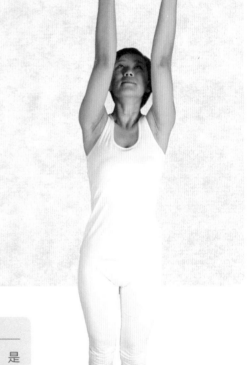

杨力提示　**传统养生方法：五禽戏**

五禽戏是一种中国传统的养生方法，是由模仿五种动物——熊、鹿、猿、鹤、虎的动作组成一套强身健体操，据说是汉代名医华佗创造发明的。五禽戏又被后世称为"五禽操""五禽气功"等。其中的猿戏和鹤戏对于增强心脾肺功能很有益处。

五禽戏之鹤戏：强心健脾，调和呼吸

鹤形飘逸潇洒，飞则直冲云天，落则飘然而至，颈长灵活，且鹤的呼吸功能很发达。练鹤戏，主要为模仿飞翔式。

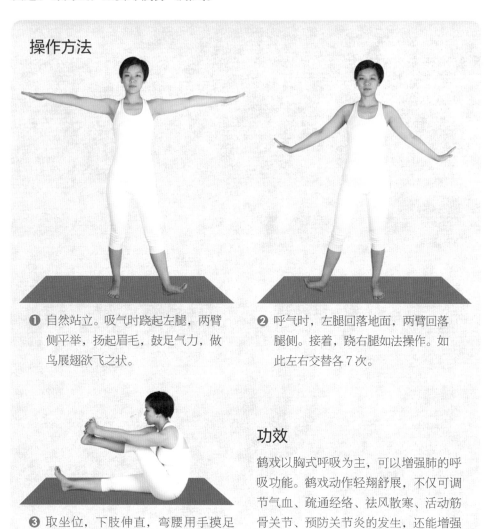

操作方法

① 自然站立。吸气时跷起左腿，两臂侧平举，扬起眉毛，鼓足气力，做鸟展翅欲飞之状。

② 呼气时，左腿回落地面，两臂回落腿侧。接着，跷右腿如法操作。如此左右交替各7次。

③ 取坐位，下肢伸直，弯腰用手摸足趾，再屈伸两臂各6次。

功效

鹤戏以胸式呼吸为主，可以增强肺的呼吸功能。鹤戏动作轻翔舒展，不仅可调节气血、疏通经络、祛风散寒、活动筋骨关节、预防关节炎的发生，还能增强机体免疫力。

杨力提示　　　　**常练猿戏、鹤戏，有利于养护心脑**

以上猿戏、鹤戏，既可在园林练，也可于庭院、楼宇间甚至室内做，时间早晚均可，老少皆宜，有利于养护心脑，保健防病。

站桩：独立守神，精气不漏

　　站桩是补充元气、养护心神最好的方法之一。元气充满以后，人就会身强力壮，具有抵抗一切疾病的能力；心神安宁，人睡眠就会变得香甜。许多身体健康的人长期站桩，往往享有高寿。

操作方法

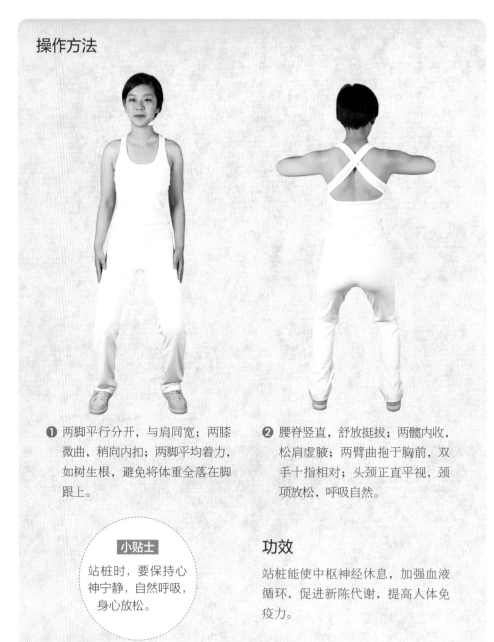

❶ 两脚平行分开，与肩同宽；两膝微曲，稍向内扣；两脚平均着力，如树生根，避免将体重全落在脚跟上。

❷ 腰脊竖直，舒放挺拔；两髋内收，松肩虚腋；两臂曲抱于胸前，双手十指相对；头颈正直平视，颈项放松，呼吸自然。

小贴士

站桩时，要保持心神宁静，自然呼吸，身心放松。

功效

站桩能使中枢神经休息，加强血液循环，促进新陈代谢，提高人体免疫力。

鸣天鼓：养心肾，健脑

"鸣天鼓"是我国流传已久的一种自我按摩保健方法，意即击探天鼓。该法最早见于邱处机的《颐身集》。

操作方法

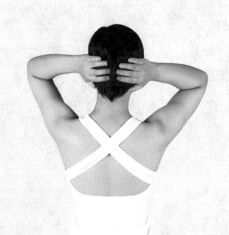

两手掌心搓热后，紧按两耳外耳道；用两手的食指、中指和无名指分别轻轻敲击脑后枕骨，发出的声音如同击鼓，古人称为"鸣天鼓"。

小贴士

练习时要求顶平项直，这可使人体的经络及肾气得到调理，督脉得到疏通。

功效

该动作可以调补心肾、健脑，对心肾不交引起的头晕、健忘、耳鸣等症状有很好的预防作用。

常做养心运动：
锻炼好，八十不显老

散步：促进心脏血液循环

人常说："饭后百步走，活到九十九。"散步对于心脏养护很有益处。此外，散步还能增强肠胃运动，有效改善便秘和腹泻。

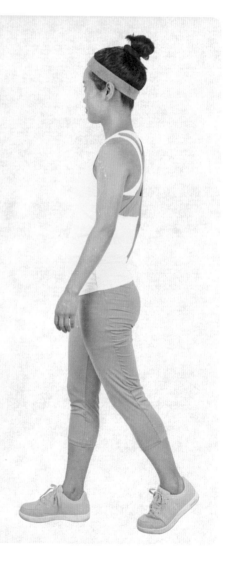

操作方法

❶ 散步前要适当活动肢体，调匀呼吸。

❷ 散步时肩要平、背要直，抬头挺胸，目视前方，手臂自然摆动，手脚合拍。

❸ 根据体力，每次散步 15~30 分钟，每天1~2 次。

❹ 散步速度量力而行。

❺ 散步的同时可进行有节奏的摆臂扩胸运动，还可配合擦双手、捶打腰背、揉摩胸腹、拍打全身等动作，有利于疏通气血。

❻ 脚跟先着地，此时注意不要屈膝，迈出另一条腿时，重心要尽快转向前方，脚尖用力蹬地面。

功效

散步能促进热量代谢、促进心脏血液循环，有效预防冠心病。

注意事项

❶ 散步时不宜穿皮鞋和高跟鞋。

❷ 如果是饭后散步，最好在进餐 30 分钟后进行。

❸ 合并心、脑、肾病变的高血压患者，不宜快速步行。

慢跑：有效增强血管弹性

慢跑，方法简便易行，不需要特殊的场地和器材，适合各年龄段的朋友。

慢跑的基本姿势

头部保持正直，目光看向正前方；脚跟先着地，落地要轻。

呼吸规律均衡，呼吸频率可以选择两步一吸、两步一呼，或者三步一呼吸。

双手微握拳，手臂保持放松，在腰线以上自然弯曲，两个手臂前后交替摆动。

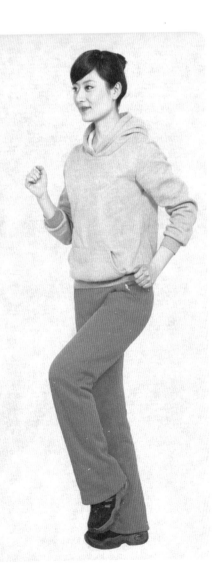

操作方法

❶ 速度。慢跑的速度通常为每分钟 100～120 米，可根据自己的身体状况，酌情调整速度。

❷ 时间。一天中跑步的最佳时间在 17:00～18:00。

❸ 次数。开始每次 10～15 分钟，在一个月内逐步提升到每次 20 分钟，每周至少 3 次。

注意事项

❶ 慢跑时要选择平坦的路面。

❷ 不要穿皮鞋或塑料底鞋，在水泥路面慢跑时最好穿厚底胶鞋。

❸ 如果慢跑后出现食欲缺乏、疲乏倦怠、头晕、心慌等情况，必须进行调整，必要时咨询医生。

❹ 跑速不宜太快。慢跑时以不觉得难受，不喘粗气，不面红耳赤，能边跑边说话为宜。

❺ 老年人慢跑前要做好指标监测，如量血压等，如果身体不适合慢跑，不能逞强。

❻ 有心、脑、肾等重要器官器质性病变的人，决定慢跑前要咨询医生，慢跑时要特别注意。

健身球：养护心脑血管

空心健身球在旋转时发出的叮咚声，对大脑是一种良性的、有益的刺激，有利于消除大脑疲劳及精神紧张。经常旋转健身球，不仅可以使经络、气血保持通畅，而且可以调节心血管功能。

操作方法

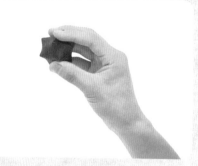

❶ 五指捏球。手指自然分开，之后抓住一个球，用五个手指用力捏球，停顿一下后放松一次。捏球时的力量要缓慢而持久，等到手指有酸胀感之后再停下来放松，反复捏球6~10次。

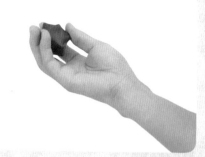

❷ 五指转球。把一个球握在手里，五指拨动球体旋转，可先顺时针、后逆时针转动，还可以先向上再向下转动。

注意事项

需要强调的是，用健身球调节心血管功能要循序渐进、持之以恒。

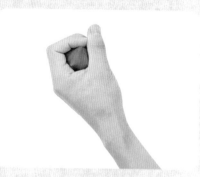

❸ 掌心握球。把一个球放在手掌心，五个手指抓住球体，然后用力握捏球片刻，再放松。捏球时必须要等到手指有酸胀感之后再放松，反复握捏球8~12次。

养心招牌小动作：
减压力，护心脏

推手搓臂：去心火，除烦

操作方法

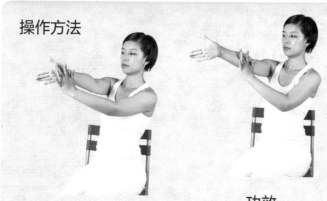

❷ 用左手食指从右手小指尖端沿手掌靠身体侧一线推移至肘窝，做15~20次。换手，用右手推左手，方法同上，推15~20次。

❶ 端坐位，两手伸直，掌心相对，平托于胸前，用左手食指从右手中指末端沿手掌中线推移，至肘窝中点，做15~20次。

功效

这个小动作具有清心、去火、除烦的功效，可以调理夏季失眠、烦躁、口腔溃疡、长疖肿等症状。

上举托物：让心脏气血充沛

操作方法

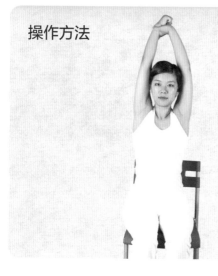

两手同时举过头顶，调匀呼吸。呼气时，双手用力上举，如托重物，吸气时放松，反复做10~15次。左右手交换，再做1遍，动作如前。

功效

上举托物可以疏通经络，有行气活血、呵护心神的功效。

拖地时深蹲，提高心脏功能

　　把健身融入日常家务中，是一种时尚的健身方式，它能增加日常身体活动量。如果在家庭健身中注意调整呼吸、动作幅度，健身效果更佳。

操作方法

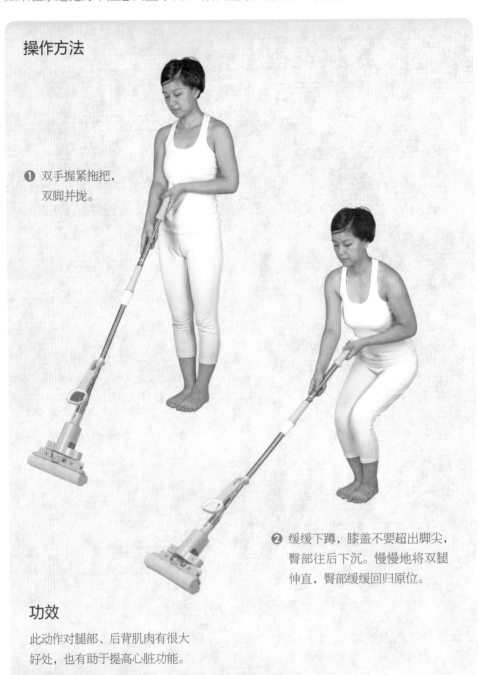

❶ 双手握紧拖把，双脚并拢。

❷ 缓缓下蹲，膝盖不要超出脚尖，臀部往后下沉。慢慢地将双腿伸直，臀部缓缓回归原位。

功效

此动作对腿部、后背肌肉有很大好处，也有助于提高心脏功能。

活动手指：增强心脏功能

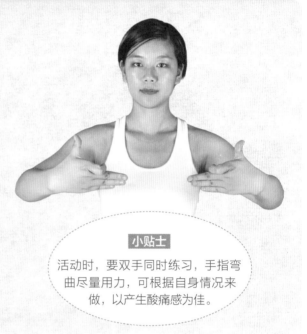

操作方法

❶ 两手同时张开，手指自然
  伸直，从拇指开始，依次
  按食指、中指、无名指、
  小指的顺序，用力弯曲。
❷ 每弯曲一指时，其余手指
  依然伸直，这样依次弯
  曲、伸直，循环进行。

功效

活动手指，有利于增强心脏
功能。

小贴士

活动时，要双手同时练习，手指弯
曲尽量用力，可根据自身情况来
做，以产生酸痛感为佳。

拍打心前区，保护心胸

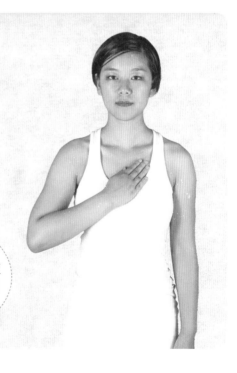

操作方法

用右手掌或半握拳拍打心前区 30~50 次，
拍打轻重以患者舒适能耐受为度。

功效

人感到胸闷时，轻拍一下胸脯，可以帮
助肺吐故纳新，同时振动心脏使冠状动
脉的血流加快，胸闷得以缓解。

小贴士

做上面的拍打按摩时，要求腹
式呼吸，思想集中，用意识引
导按摩活动，并尽可能与
呼吸相配合。

第七章　要想心不老，动一动不能少

· 155

预防冠心病，常做舌头操

操作方法

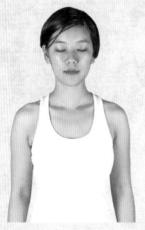

❶ 闭目养神，全身放松。

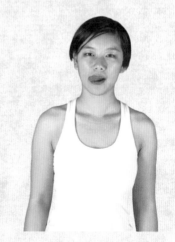

❷ 把舌体向左右口角来回摆动30次，把舌头向口腔顶部做上翘、伸平30次，再做几次顺时针、逆时针搅拌。

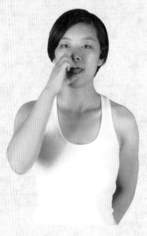

❸ 用右手食指及拇指轻轻按摩舌根及舌体数次。

功效

中医认为"舌为心之苗"，即舌是心的外在表现，心的虚实和病变，常可从舌质上反映出来。经常做舌头保健操，可以养心神，预防冠心病。

第八章

经络穴位养心，
侍候好心的"卫士"

养心按摩，
离不开心经和心包经

心经：
调理情志，驱除内心淤堵

手少阴心经起于心中，掌管血脉及推动血脉循环，主治心、胸以及神志病。中医认为，手少阴心经是维持心脏功能的经脉，如有损害，会导致身体功能降低或亢进，引发心脏病变、精神疾病等。

● 主管脏腑

心、小肠。

● 主治疾病

本经腧穴可主治胸部循环系统、神经系统病症以及经脉循行所过部位的病症，如心痛、心慌、失眠、咽干、口渴、癫狂及上肢内侧后缘疼痛等。

● 保养方法

按揉心经上的各个穴位，每穴按揉3~5分钟。

● 最佳保养时间

11:00~13:00。

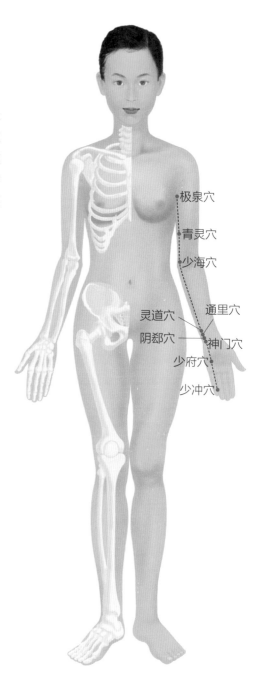

极泉穴

青灵穴

少海穴

灵道穴　　通里穴

阴郄穴　　　神门穴

少府穴

少冲穴

心包经：帮助人体抵抗疾病

手厥阴心包经有保护心脏，"代心行令"和"代心反邪"的作用。中医所说的心包就是心外面的一层薄膜，能够代心受过、替心受邪，即外邪侵犯人体时它要代替心去承受侵袭。刺激心包经，对冠心病、心绞痛等有很好的疗效。

◗ 主管脏腑

心脏外围，如心包、心血管等经络。

◗ 主治疾病

本经腧穴主治胸部、心血管系统、精神神经系统和本经经脉所经过部位的病症，如心痛、心慌、心胸烦闷、癫狂、呕吐、热病、疮病及肘臂挛痛等。

◗ 保养方法

按揉心包经上的各个穴位，每穴按揉 3~5 分钟。

◗ 最佳保养时间

19:00~21:00。

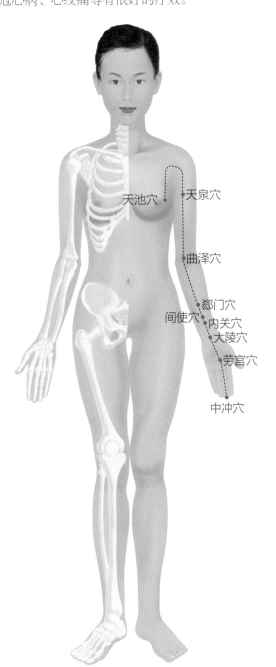

天池穴　天泉穴

曲泽穴

郄门穴

间使穴　内关穴

大陵穴

劳宫穴

中冲穴

按摩特效穴，动动手指能养心

点按神门穴，缓解心慌失眠

神，心神；门，门户。心藏神。此为心经之门户。

▸ 神门穴有安定心神的作用

神门穴是心经的原穴，是心气出入的门户，也是补益心气的要穴。神门穴在临床上的用途很广泛，无论是心脏生理性的疾病还是情志方面的问题，都可以通过按压神门穴来安定心神，缓解症状。

▸ 按揉神门穴，调理心慌失眠，防治心脏疾病

经常按揉神门穴，可以防治许多疾病，如心痛、心慌、胁痛、自汗、盗汗、咽喉肿痛、失眠、健忘等。抑郁症、焦虑症等慢性疾病，坚持长期按揉神门穴，也可以起到较好的辅助治疗作用。

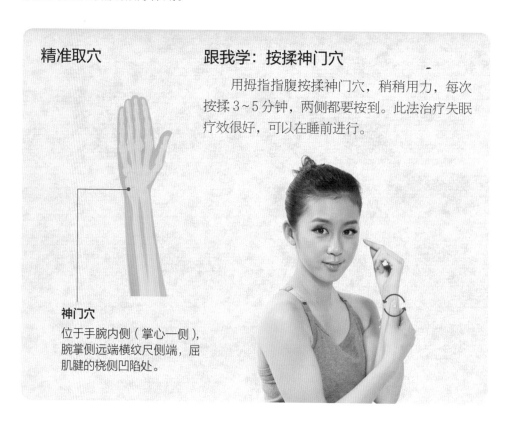

精准取穴

跟我学：按揉神门穴

用拇指指腹按揉神门穴，稍稍用力，每次按揉3~5分钟，两侧都要按到。此法治疗失眠疗效很好，可以在睡前进行。

神门穴
位于手腕内侧（掌心一侧），腕掌侧远端横纹尺侧端，屈肌腱的桡侧凹陷处。

常揉劳宫穴，开窍醒神

劳，劳动；宫，中央。手司劳动，劳指手。穴在手掌部的中央。

劳宫穴有强心健脑的作用

劳宫穴善于清心胃之火，对于心火内盛、胃火旺盛、浊气上攻所致的病症，点按劳宫穴可清泻火热、开窍醒神。

按压劳宫穴，可治疗神经衰弱、失眠

劳宫穴为临床常用穴和特效穴。按压劳宫穴主要用于治疗失眠、神经衰弱等症，故历代医学家将劳宫穴的主治症均放在神志、心、胃热疾方面。

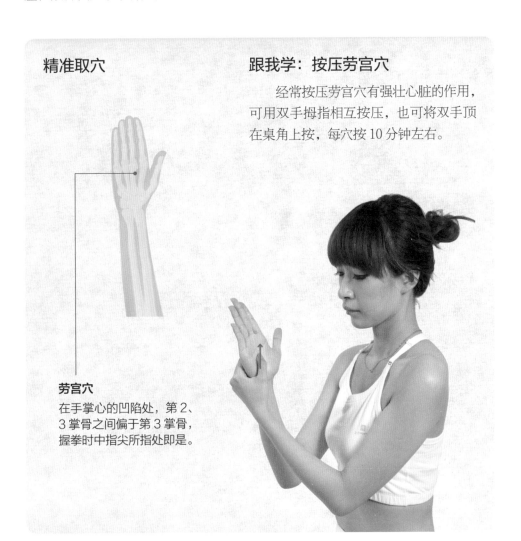

精准取穴

劳宫穴
在手掌心的凹陷处，第2、3掌骨之间偏于第3掌骨，握拳时中指尖所指处即是。

跟我学：按压劳宫穴

经常按压劳宫穴有强壮心脏的作用，可用双手拇指相互按压，也可将双手顶在桌角上按，每穴按10分钟左右。

宽胸理气防心病，多按压极泉穴

极，高大之意；泉，水泉。穴在腋窝高处，局部凹陷如泉。

● 极泉穴有宽胸理气的功效

大多数人在遇到突发事件或劳累的时候会出现心跳加速、胸闷等不适，这就是心慌。心慌多由气滞血瘀、血流不畅引起，此时，弹拨极泉穴能够宽胸理气，起到很好的缓解作用。

● 按压极泉穴，可防治冠心病、心绞痛等病症

中医认为，按压极泉穴有宽胸宁神的功效，可防治冠心病、心绞痛、脑血管病后遗症等循环系统疾病，肋间神经痛、癔症等神经系统疾病，以及乳腺疾病、肩周炎等。

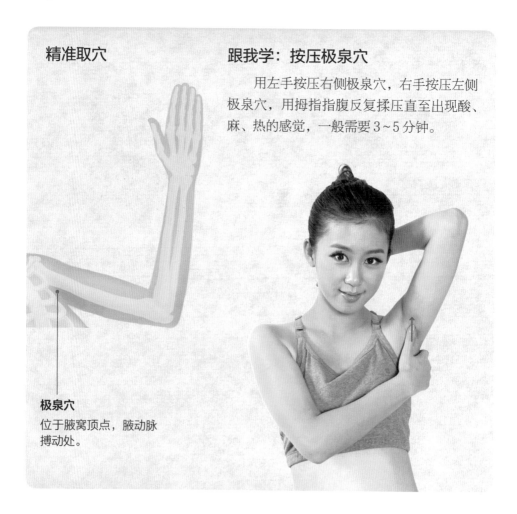

精准取穴

跟我学：按压极泉穴

用左手按压右侧极泉穴，右手按压左侧极泉穴，用拇指指腹反复揉压直至出现酸、麻、热的感觉，一般需要3~5分钟。

极泉穴
位于腋窝顶点，腋动脉搏动处。

养心之命脉，就在神阙穴

神，神气；阙，宫门。穴在脐中。脐为胎儿气血运行之要道，如神气出入之宫门。

◗ 神阙穴是心肾交通的门户

中医认为，心为君主之官，神明出焉，精神之所舍也，"藏神"；肾为作强之官，伎巧出焉，既"藏精"，又"藏志"。肚脐是心肾交通的门户，故名神阙。

◗ 按摩神阙穴，可调理胸闷、脘腹胀痛

按摩神阙穴可激发自身的元神和元气，可调理胸闷、脘腹胀痛等。

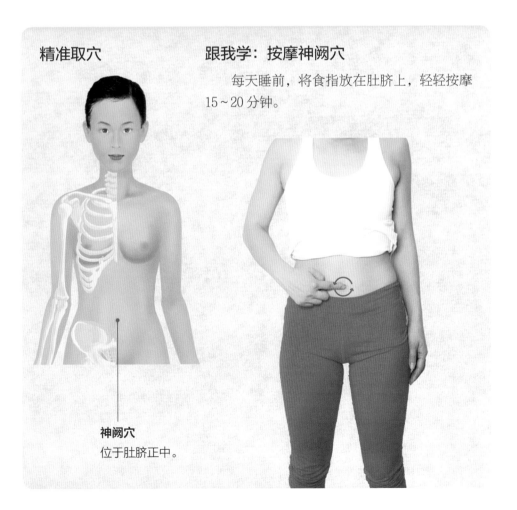

精准取穴

跟我学：按摩神阙穴

每天睡前，将食指放在肚脐上，轻轻按摩15～20分钟。

神阙穴
位于肚脐正中。

按摩涌泉穴，预防心脑血管病

涌，外涌而出也；泉，泉水也。穴居足心凹陷处，经气自下而上，如涌出之泉水。

● 涌泉穴调整心肾功能

按摩涌泉穴可以促进心肾相交，心肾相交意味着水火相济，对阴阳和合有促进作用。可以振奋人体之正气，调整脏腑功能，从而强身健体，防止早衰。

● 按揉涌泉穴可预防心脑血管病

按揉涌泉穴，可以滋阴潜阳、开窍苏厥、滋肾清热、培补元气。对预防心脑血管病有好处。

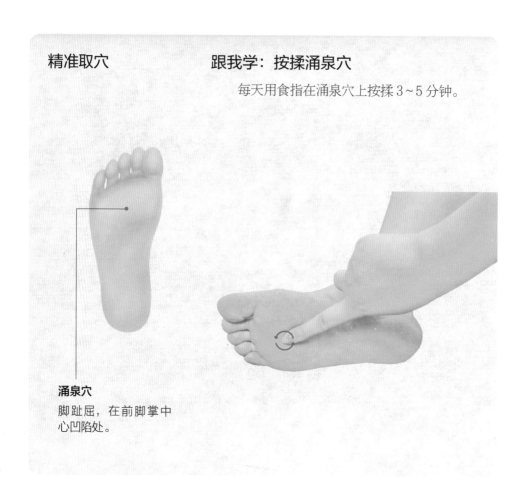

精准取穴

跟我学：按揉涌泉穴

每天用食指在涌泉穴上按揉3~5分钟。

涌泉穴
脚趾屈，在前脚掌中心凹陷处。

心脏病急救，赶快用郄门穴

郄，指本穴为手厥阴心包经之郄穴；门，指心包经的气血由此回流体内经脉。故名。

郄门穴止心痛效果佳

郄门穴是心包经上的郄穴，具有宁心、安神、理气、活血的功效。心动过速、心绞痛等心胸疾患突然发作的患者，一按摩郄门穴就会很痛。这是为什么呢？有研究发现，针刺郄门穴对冠心病、心绞痛患者的心率有调整作用。所以，有心绞痛的患者一定要记住这个穴，发病时它可用于急救。

按揉郄门穴可宁心、理气、活血

按揉郄门穴有宁心、理气、活血的功效，主治胸痛、心慌、心绞痛、胸膜炎、烦躁等病症。

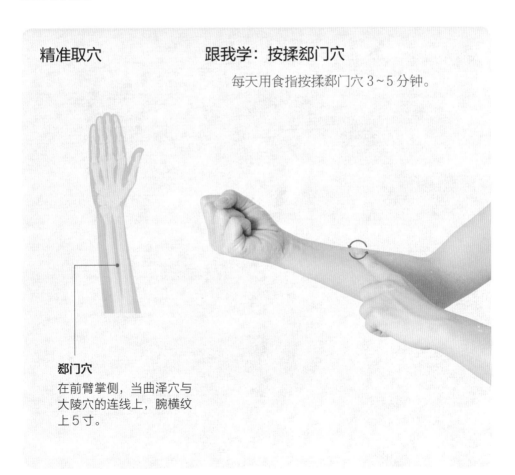

精准取穴

跟我学：按揉郄门穴

每天用食指按揉郄门穴 3~5 分钟。

郄门穴

在前臂掌侧，当曲泽穴与大陵穴的连线上，腕横纹上 5 寸。

天宗穴：小肠经上的"养心"大穴

天，天空，指上部；宗，指"本"，含中心之意。意为穴在肩胛冈中点直下，冈下窝正中。

●天宗穴，促进气血流通

天宗穴可促进气血流通，具有祛风除湿、舒经通络、活血止痛的功效，可防治心血管疾病。

●按压天宗穴，养护心血管、防治肩臂疼痛

按压天宗穴可防治肩肘臂痛、心血管、肺部疾病、乳腺问题，尤其是肩膀的酸痛扩及背部时，按摩该穴即可见效。

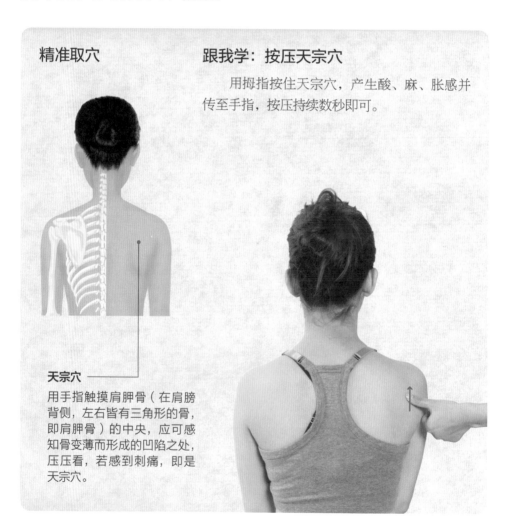

精准取穴

跟我学：按压天宗穴

用拇指按住天宗穴，产生酸、麻、胀感并传至手指，按压持续数秒即可。

天宗穴

用手指触摸肩胛骨（在肩膀背侧，左右皆有三角形的骨，即肩胛骨）的中央，应可感知骨变薄而形成的凹陷之处，压压看，若感到刺痛，即是天宗穴。

第九章

保卫心脑血管，远离威胁生命的"第一杀手"

血管决定你的寿命与健康

扫一扫，看视频

保护血管就是保护生命

为什么说血管就是生命？人类最宝贵的是生命，生命最宝贵的是血管，血管通利健康长寿，血管堵塞百病生，所以保护血管就是保护生命。

我在美国给博士生讲课的时候问："你们知道中国著名的甲骨文吗？"有的学生摇头，有的学生点点头说："听说过。"我说："中国的甲骨文里记载，3000年前中国人的高发病就是心脑血管病和癌，2500年前的《黄帝内经》简直就是心脑血管病大著，包括了各种心脑血管病的防治，说明心脑血管病已经猖狂几千年了，已经成为比癌症还要可怕的'第一杀手'，它夺去了人类多少生命，所以保护血管刻不容缓。"

怎样保护血管

破坏血管的"三大杀手"就是"三高"，即高脂血症、高血压和高血糖，血脂异常破坏血管的内皮，是血管狭窄的"第一凶手"；高血压破坏血管的中层，使血管失去弹性而变硬；高血糖破坏血管的基底层。"三大杀手"从血管的内、中、外三层破坏了血管，使血管形成粥样硬化，形成斑块，逐渐变窄甚至闭塞，引发冠心病、心绞痛和心肌梗死，如果破坏了脑血管还会发展为脑梗死。所以，防"三高"是保护血管的重要因素，而降血脂是重中之重。

血稠是心脑小血管堵塞的"元凶"

我经常接触到这样的患者，常感觉头晕眼花，时有胸闷，有时走路会有点跛跛，脑CT检查没发现问题，心脏检查也属正常，但他们的手掌发红。我初步诊断是血稠，心脑微小血管有瘀堵。他们的共同点是爱吃肉，不运动，喝水少。我给他们开了降血脂方并嘱他们管好嘴、迈开腿、多喝水，效果很好。

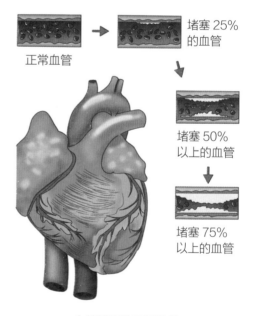

正常血管
堵塞25%的血管
堵塞50%以上的血管
堵塞75%以上的血管

血管堵塞的不同阶段

心脑血管堵塞有哪些危害

扫一扫，看视频

　　血管被痰浊瘀堵，轻者心、脑、肾小血管（中络）受损，重者引起心、脑、肺、肾主要血管梗阻而危及生命。所以一定要注意防微杜渐，积极治本，阻断疾病的发展，应注意早期先兆，争取早期治疗。若发生重度动脉硬化，瘀痰壅堵严重则易出现重要器官梗阻。

脑梗死

　　属于脑血管梗阻（缺血性脑卒中），多发生于痰瘀阻络较重的人，会造成突然昏倒，后果很严重。

　　早期先兆： 头痛，短暂的言语不利，一过性肢体无力，瞬间眼前黑矇。

心肌梗死

　　心脏冠状血管动脉硬化发展至梗阻，引起心肌缺氧甚至坏死，可导致急性心力衰竭甚至死亡。主要症状是胸骨后压榨性疼痛，憋气不能缓解，甚至出汗昏厥，有濒死感。

　　早期先兆： 短时胸闷、憋气。

肺梗死

　　往往因为下肢动脉硬化、脱落成为血栓，顺血液循环堵塞于肺血管，导致肺梗死而猝死。这种情况常发生于长途乘经济舱乘客，经过十几小时的乘坐后，下飞机时突然倒地，所以有下肢深部静脉淤血的人应避免坐长途飞机，或每1小时起来活动10分钟。

　　早期先兆： 小腿明显静脉曲张，久站久坐，易肿胀。

肾梗死

　　长期高血压、高血脂加重动脉硬化，使肾动脉狭窄，引起血管紧张素增加，从而又加重了血压升高，形成恶性循环，导致恶性高血压。急性肾梗死还易导致急性肾衰竭而危及生命。

　　早期先兆： 腰部隐痛，血压降不下来。

杨力提示　　　　　　　　**降血脂处方**

　　山荷饮：山楂10克，荷叶5～10克；泽泻汤：泽泻10克，白术10克；丹七饮：丹参15克，三七3克。

　　症轻者，可用山荷饮代茶饮，也可多饮茶（包括绿茶、乌龙茶和普洱茶等），多吃番茄、葡萄、萝卜、绿叶蔬菜等。

　　症重者，建议上述三方合用，每天饮用1～2次，以肠胃能承受为度。

第九章　保卫心脑血管，远离威胁生命的"第一杀手"

常见心脑血管病调治方案

高血压：增加血管弹性

● 血管失去弹性，血压就会升高

血管是高血压的主要靶器官，高血压患者的血管长期受到高压的压迫，就像弹簧长期处于过度拉伸的状态，久而久之就会失去弹性，血管就会变脆、变硬，更容易引起弹性纤维断裂，出现血管破裂。高血压时还会出现微循环毛细血管稀疏、扭曲变形，加快身体中大、中型动脉发生粥样硬化的速度。

● 高血压的典型症状

高血压通常因为症状不明显而不被发现，有些患者甚至是在发生严重并发症时才发现自己患有高血压。因此，出现下面七大典型症状时，一定要引起警惕。

主要的典型症状是：头晕、失眠、肢体麻木、头痛、耳鸣、心慌、气短。

● 超重及肥胖、高盐饮食的人容易被高血压盯上

超重及肥胖的人患高血压的风险是普通人的3倍，高盐会导致体内钠过多，进而增加血管的阻力，导致血压升高。此外，缺乏运动、长期吸烟、精神压力大、过量饮酒、年龄因素、遗传因素，也是高血压的致病因素。

● 改善高血压的食物

玉米	降低血清胆固醇，改善动脉粥样硬化
芹菜	增加血管弹性，预防毛细血管破裂
山楂	利尿，扩张血管

● 按揉大椎、太冲穴，辅助降血压

用拇指或食指分别按揉大椎穴、太冲穴，每穴按揉2~3分钟，可镇惊宁神、平肝泻热、降血压。

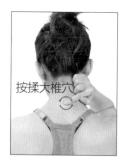
按揉大椎穴

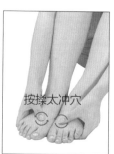
按揉太冲穴

● 特效小验方

水煎香蕉皮

取香蕉皮100克，把皮洗净切碎，用水煎服，每日1剂，适用于高血压合并冠心病、大便秘结者。

芹菜拌腐竹 排出体内多余的钠

材料 芹菜 100 克，水发腐竹 50 克。

调料 蒜末 3 克，香油 2 克，盐 1 克。

做法

❶ 芹菜择洗干净，放入沸水中焯烫，捞出
沥干水分，切段；腐竹洗净，用沸水快
速焯烫，捞出，沥干水分。

❷ 取小碗，加盐、蒜末、香油搅拌均匀，
调成调味汁。

❸ 取盘，放入芹菜段、腐竹段，淋上调味
汁拌匀即可。

功效 芹菜中的钾有助于排出体内多余的
钠，帮助降低血压；腐竹中维生素 E
的含量很高，有利于防止动脉粥样硬
化、抑制血栓形成。

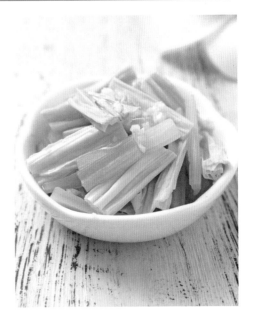

山楂烧豆腐 利尿降压

材料 鲜山楂 50 克，豆腐 300 克。

调料 葱花、姜末各 10 克，盐 2 克，植物
油适量，水淀粉少许。

做法

❶ 山楂用清水浸泡 5 分钟，洗净，去蒂去
核；豆腐洗净，切小块。

❷ 锅置火上，倒植物油烧至七成热，炒香
葱花、姜末，放入豆腐块翻炒均匀，加
少量清水大火烧开，转小火烧 5 分钟，
下山楂略炒，加盐调味，用水淀粉勾芡
即可。

功效 山楂含有的山楂酸、柠檬酸、钾，能
利尿、扩张血管，起到辅助降血压的
作用。

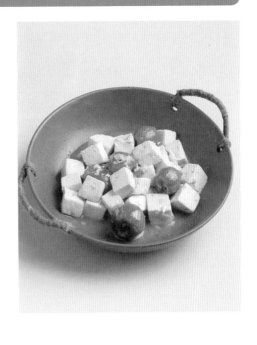

第九章 保卫心脑血管，远离威胁生命的"第一杀手"

血脂异常：活血化瘀，降血脂

●血脂异常是引发心脑血管病的"元凶"

血脂异常是引发心脑血管病的"元凶"，早在 2500 年前的《黄帝内经》中就已注意到它与心脑血管病的密切关系。《黄帝内经》中并无高血脂的名称，但提出"膏人""肥人""膏脂"等，高度重视"肥""脂"对健康的危害。

●血脂异常的典型症状

头晕、犯困，多发生在午后未时小肠经当令时，因小肠吸收了大量血脂进入血液，导致血脂增高；短暂的视物模糊；健忘，指麻。

●血脂异常与家族史、肥胖史、高血压病史、糖尿病病史密切相关

本病与家族史、肥胖史、高血压病史、糖尿病病史密切相关；饮食肥甘油腻、进食肉类过多，甲状腺功能减退及肾病等都是血脂异常的重要因素。

●改善血脂异常的食物

小米		含有丰富的 B 族维生素，能够帮助化解和转化脂肪
冬瓜		促进肠道蠕动，降低体内胆固醇含量，有助于降血脂
香蕉		富含的果胶有助于降低血液中胆固醇的浓度

●按揉丰隆、足三里，有效调节血脂

用拇指或食指指腹稍用力分别按揉丰隆、足三里穴 3~5 分钟，有活血通络的作用，对血脂有良好的调节作用。

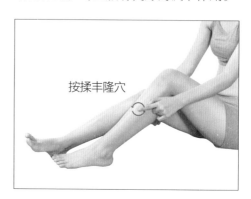

按揉丰隆穴

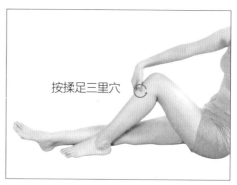

按揉足三里穴

●特效小验方

山楂双花茶

将山楂 12 克洗净，切成小片；锅中放水，上火，加入山楂、金银花和菊花各 5 克，小火煎取汁，连煎 2 次。可清热养心、活血化瘀、调节血脂。

冬瓜烩虾仁 减肥降压，调节血脂

材料 虾仁 25 克，冬瓜 250 克。

调料 植物油、葱花、花椒粉各适量，盐、香油各 1 克。

做法

❶ 虾仁洗净；冬瓜去皮、瓤，洗净，切块。

❷ 炒锅倒入植物油烧至七成热，下葱花、花椒粉炒出香味，放入冬瓜块、虾仁和适量水烩熟，调入盐、香油即可。

功效 冬瓜含钠低、含钾高，有利尿降压、调节血脂的功效。

小贴士

关键是注意火候，一次性添水最好，中途不要再加水，保证冬瓜入味，虾仁口感鲜韧，冬瓜鲜美可口。

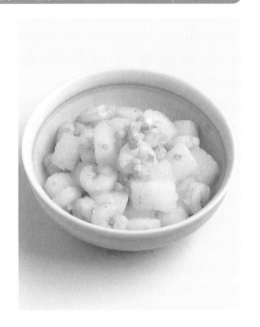

香蕉苹果牛奶饮 降低血液中胆固醇的浓度

材料 香蕉 100 克，苹果 150 克，牛奶 150 毫升，蜂蜜适量。

做法

❶ 香蕉去皮，切小块；苹果洗净，去皮和核，切小块。

❷ 将上述材料和牛奶一起放入榨汁机中，加入适量饮用水搅打均匀，打好后加入蜂蜜调匀即可。

功效 香蕉富含的果胶可降低血液中胆固醇浓度，因此可有效降低血脂，预防心脑血管疾病。

小贴士

香蕉、苹果都是降脂的佳品，搭配食用，适合高脂血症患者长期食用。

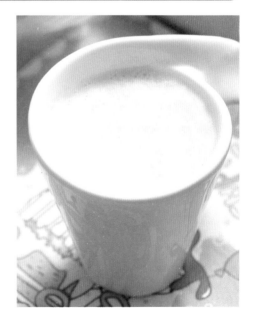

糖尿病：降血糖，治消渴

◗ 糖尿病是心脑血管病的独立危险因素

糖尿病作为一种慢性病，发病率逐年增高，是心脑血管病的独立危险因素，严重威胁着人们的生命安全。糖尿病是在遗传和环境因素共同作用下，由于胰岛素缺乏或胰岛素抵抗而引起的人体碳水化合物、蛋白质及脂质代谢紊乱的一种慢性、终身性疾病。

◗ 糖尿病的典型症状

糖尿病的典型症状是"三多一少"，即多尿、多饮、多食、体重下降。除以上症状外，糖尿病患者还会感到乏力、眼睛容易疲劳、视力下降等。

◗ 糖尿病的病机是饮食因素

《黄帝内经》指出，肥甘美味是消渴的主要病因，如："此人必数食甘美而多肥也。肥者令人内热，甘者令人中满，故其气上溢，转为消渴"（《黄帝内经·素问·奇病论》）。这说明糖尿病的原因不仅与吃甜食有关，更与过食高热量食物、肥胖密切相关。

◗ 改善糖尿病的食物

大豆		平稳血糖，改善糖耐量
山药		含有黏液蛋白，有调控血糖的功效
洋葱		刺激胰岛素的合成及分泌，调控血糖

◗ 按揉脾俞、地机穴，控血糖、缓解消渴

用拇指或食指指腹按揉脾俞、地机穴，每穴各按1~3分钟，以有酸胀感为度，可调控血糖、缓解消渴等症状。

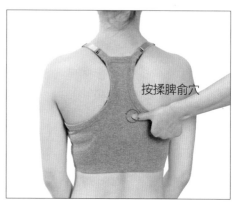

按揉脾俞穴

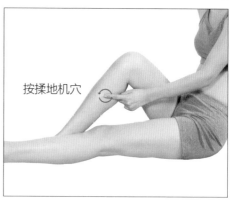

按揉地机穴

◗ 特效小验方

苦瓜粉

将苦瓜晒干、研粉。每次服7.5~25克。每日3次，饭前1小时服，2个月为1个疗程。一般服1个疗程后，糖尿病症状就会明显好转。

洋葱炒鸡蛋　降低血液黏度

材料　洋葱丝 200 克，鸡蛋 120 克。

调料　盐 2 克，姜片适量，植物油 3 克。

做法

❶ 洋葱片用沸水焯烫一下备用；鸡蛋加少量盐打散，锅中放植物油烧热，倒入蛋液，炒散成蛋花待用。

❷ 锅中倒入底油，油热后加姜片爆香，倒入洋葱片翻炒，加盐再翻炒，加盖 2 分钟，倒入蛋花略翻炒即可。

功效　洋葱中的维生素 C 易被氧化，鸡蛋中的维生素 E 可有效防止维生素 C 的氧化。两者同食，可提高人体对维生素 C 和维生素 E 的吸收率。

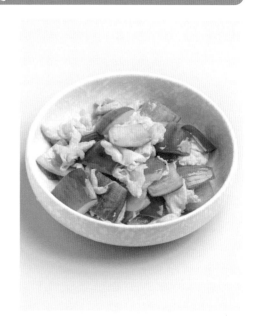

黄豆猪蹄汤　改善糖耐量

材料　黄豆 100 克，猪蹄 300 克。

调料　黄酒、葱段、姜片、盐各 10 克。

做法

❶ 将黄豆用清水提前浸泡 8 小时备用；猪蹄用沸水烫后拔净毛，切块。

❷ 将猪蹄放入煮锅内加入清水、姜片一起煮沸，撇沫，再加入黄豆、黄酒、葱段，改小火焖煮至猪蹄半熟后加盐，再煮 1 小时。

功效　黄豆中含有丰富的醛糖酸残基，与猪蹄一起炖煮，能改善糖耐量。

小贴士

煮黄豆时，滴几滴黄酒，再放入少许盐，可减少黄豆的豆腥味。

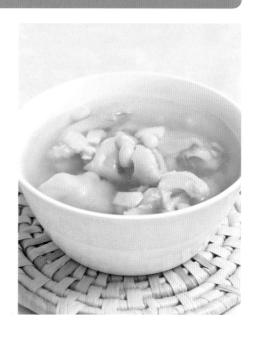

第九章　保卫心脑血管，远离威胁生命的『第一杀手』

175

冠心病：改善冠状动脉健康

动脉粥样硬化是冠心病的罪魁祸首

动脉粥样硬化是引发心血管疾病的罪魁祸首。粥样硬化斑块有容易破裂的和不容易破裂的，前者称为不稳定性斑块，后者称为稳定性斑块。不稳定性斑块特别容易破裂而激活血小板，形成血栓，斑块加血栓导致冠状动脉狭窄的急剧加重，甚至完全闭塞。所以，斑块是否稳定是心肌梗死发病与否的决定性因素。

如果是稳定性斑块，因为它不易破裂，不易形成血栓，发生急性心肌梗死和猝死的危险性相对较小。

冠心病的常见症状

冠心病的常见症状有心绞痛、心跳缓慢、心肌梗死、心律失常等。

"三高"患者最易被冠心病盯上

男性糖尿病患者患心血管疾病的概率是无糖尿病男性的2倍；女性糖尿病患者患心血管疾病的概率则是无糖尿病女性的5倍。高血压患者患心血管疾病的概率是血压正常者的4倍。

改善冠心病的食物

绿豆		减少动脉中的粥样斑块，预防冠心病
胡萝卜		降压，强心
葡萄		有效预防动脉栓塞

点按内关、神门穴，增强心脏功能

用一只手的拇指，稍用力向下点按对侧手臂的内关、神门穴后，保持压力不变，继续旋转揉动，以产生酸胀感为度。可以增强心脏功能，缓解胸闷、胸痛。

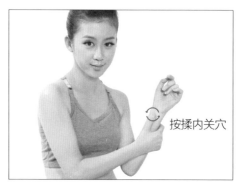
按揉内关穴

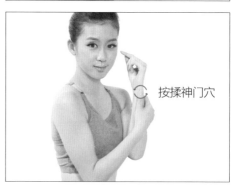
按揉神门穴

特效小验方

蜂蜜香蕉茶

先用沸水50毫升冲泡10克茶叶，将1根香蕉去皮捣碎，与少许蜂蜜一同调入茶水中，每日饮用1次，可增加血管弹性，维护和增强心脏功能。

胡萝卜烩木耳　强健心脏

材料　胡萝卜 200 克，水发木耳 50 克。
调料　葱末、姜末、盐各 3 克，植物油适量。
做法

❶ 胡萝卜洗净，切片；木耳洗净，撕成小朵。

❷ 植物油烧热，下葱末、姜末爆香，倒入胡萝卜片翻炒至变软，加入木耳翻炒至熟，加盐继续翻炒 1 分钟即可。

功效　降压、强心，预防心血管疾病。

> **小贴士**
> 用烧开的米汤泡发木耳，能使木耳肥大松软，味道鲜美。

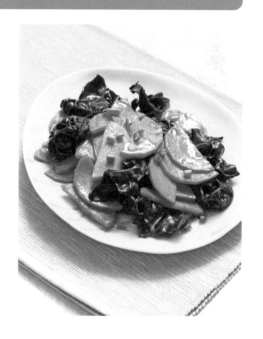

葡萄营养果汁　养护心血管，提高免疫力

材料　葡萄 250 克，酸奶 300 克。
调料　蜂蜜少许。
做法

❶ 将葡萄洗净，切成两半后去子。

❷ 将葡萄和酸奶一起放入榨汁机中搅打均匀，果汁倒出后加入蜂蜜调匀即可。

功效　葡萄有利于阻止血栓形成，并且有利于降低人体血清胆固醇水平，对预防心脑血管病有一定作用。

> **小贴士**
> 葡萄很多的营养成分储存在表皮中，若是单吃果肉，会失去很多营养素，妨碍营养成分的完整摄取。

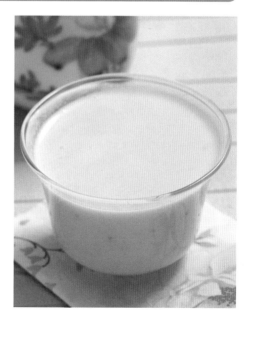

第九章　保卫心脑血管，远离威胁生命的「第一杀手」

心绞痛：改善心肌供血

♥ 心绞痛的直接发病原因是心肌供血不足

心绞痛的直接发病原因是心肌供血不足。而心肌供血不足主要源于冠心病，有时其他类型的心脏病或未控制的高血压也能引起心绞痛。如果血管中脂肪不断沉积，就会形成斑块，若发生在冠状动脉，就会导致其缩窄，进一步减少其对心肌的供血，最终形成冠心病。

♥ 心绞痛的常见症状

心绞痛是突然发生的位于胸骨体上段或中段之后的压榨性、闷胀性或窒息性疼痛，亦可波及心前区，并放射至左肩、左上肢前内侧、无名指和小指，偶尔可伴有濒死的恐惧感，往往迫使患者立即停止活动，重者伴随出汗症状。

♥ 心绞痛常在这些情况发生

心绞痛常在身体劳累、情绪激动、受寒、饱食、吸烟时发生，贫血、心动过速或休克亦可诱发。

♥ 改善心绞痛的食物

燕麦	消除血管壁上的低密度脂蛋白，预防动脉粥样硬化
洋葱	扩张血管，降低血压和血糖，预防心绞痛
山楂	活血化瘀，疏通心脑血管

♥ 按揉膻中、内关穴，调理心绞痛

用拇指点按在膻中、内关穴上，先顺时针方向轻轻揉按，再逆时针方向揉按，每穴按揉1~2分钟，动作要缓慢、均匀、有力。

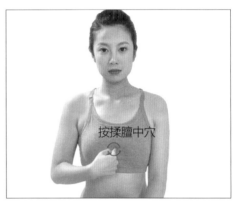

按揉膻中穴

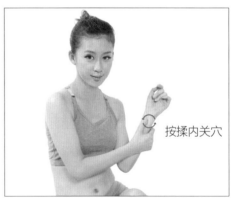

按揉内关穴

♥ 特效小验方

红花炖猪心

红花10克，猪心1个。红花和猪心加水，慢火炖熟。饮汤吃猪心，可以补气血、养心，缓解心绞痛。

燕麦南瓜粥　改善血液循环

材料　燕麦片50克，大米60克，南瓜100克。

做法

❶ 将南瓜洗净，削皮，去子，切成小块；大米洗净，用清水浸泡30分钟。

❷ 锅置火上，将大米与清水一同放入锅中，大火煮沸后改小火煮20分钟。

❸ 放入南瓜块，小火煮10分钟，再加入燕麦片，继续用小火煮10分钟即可。

功效　燕麦富含可溶性膳食纤维，能结合体内胆醇，并使其排出体外，起到预防动脉粥样硬化及冠心病的作用。

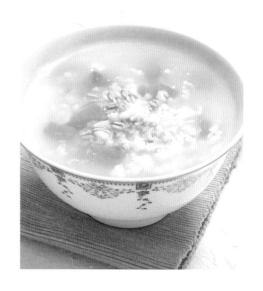

山楂麦芽粥　扩张血管，改善心脏活力

材料　大米100克，麦芽30克，山楂15克，陈皮5克。

做法

❶ 麦芽、陈皮洗净；大米淘洗干净，用水浸泡30分钟；山楂洗净，去子，切块。

❷ 锅置火上，加适量清水烧开，放入麦芽、陈皮大火煮30分钟，再放入大米煮开，加入山楂块，小火熬煮成粥即可。

功效　山楂中的黄酮类化合物，具有扩张血管、增强冠状动脉血流量、改善心脏活力、降低血压和胆固醇、软化血管和利尿等作用，能预防心血管疾病。

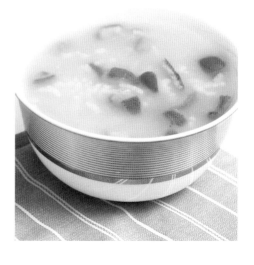

肺心病：养心补肺

◖肺心病主要因心肺功能失调引起

心与肺，你中有我，我中有你，是气和血的相互依存、相互利用与相互制约。"诸血者，皆属于心""诸气者，皆属于肺"。心主血，肺主气。血的运行有赖于气的推动，气的输散分布也需要血的运载。如果得了肺部疾病，就会影响心脏的行血功能，从而造成肺淤血，临床上出现胸闷、气促、心率改变、口唇青紫等症状。

◖肺心病的典型症状

长期咳嗽、咳痰、呼吸困难。

◖长期吸烟者、中老年人、有过肺部疾病者容易被肺心病盯上

肺心病常发生于老年人，但多数是从中年迁延发展而来。老年肺心病大多是从慢性阻塞性肺疾病发展而来。它的发病率很高，尤其在吸烟人群中，且呈逐年增高的趋势。一般症状比较轻，当老年患者出现劳累、情绪波动以及受气温变化等因素影响时，较易发病。

◖改善肺心病的食物

白萝卜		消积滞，化痰清热，下气宽中
鸭肉		清肺解热，滋阴养胃，缓解咳嗽
百合		清心润肺，止咳化痰

◖按揉肺俞、心俞穴，调理心肺病

用两手的拇指或食、中二指轻轻按揉肺俞、心俞穴，每穴按揉2分钟。可养心安神，增强肺的呼吸功能，使肺活量增加。

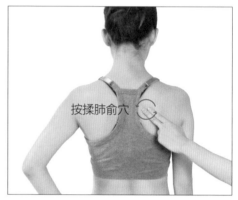

按揉肺俞穴

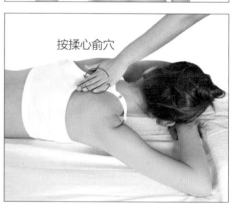

按揉心俞穴

◖特效小验方

银杏叶茶

专业加工后的银杏叶5克洗净，切碎，开水闷泡30分钟。每日1次，代茶饮。可调理肺心病。

养好心　年轻20岁

·

180

莲子猪肚汤 养心补肺，调理肺心病

材料 猪肚1个，莲子50克。

调料 香油、盐、生姜、葱、蒜各适量。

做法

❶ 先将猪肚洗干净，莲子去心用水泡发后放入猪肚内，用线缝合。

❷ 将猪肚放入锅内，加香油、盐、葱、蒜、生姜，加清水炖熟后即可。

功效 莲子中的莲心碱有强心、降压的功效。此药膳可以益气补虚、养心补肺。

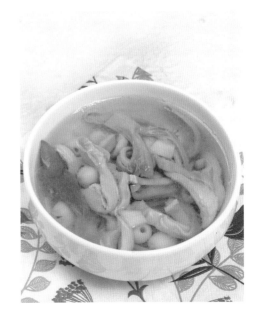

小贴士

莲子最好选用新鲜的，若是莲子干，要充分泡发再用。

川贝蒸雪梨 滋养心肺，止咳化痰

材料 雪梨1个，川贝3克。

调料 冰糖适量。

做法

❶ 将梨洗净，靠柄部横断切开，挖空去核。放入川贝、冰糖。

❷ 再将梨拼好，放入碗中，隔水蒸30分钟左右。

功效 清肺化痰，养心，顺气。

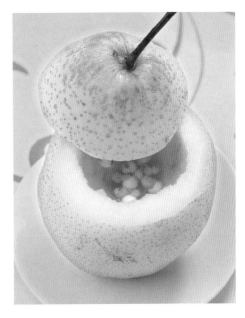

小贴士

做这道甜品一般选用汁多个大的雪花梨。川贝可在药店购买，因用量少，价格较贵，一次不必购买太多。

第九章 保卫心脑血管，远离威胁生命的「第一杀手」

风心病：清湿热，护心脏

◖风心病的起因是感受风湿热邪

风湿性心脏病简称"风心病"，是指由于风湿热活动，累及心脏瓣膜而造成的心脏瓣膜病变。风湿性心脏病多发于冬春季节和寒冷、潮湿、拥挤的环境中。

◖风心病的典型症状

心律失常、呼吸困难、胸痛、咳嗽、心慌、乏力、咯血等。

◖调理风心病，中医多采用清湿热的方法

《黄帝内经》指出，风心病是感受外邪，损伤了心脏血脉而引起的。这种观点与现代医学认为风湿性心脏病是感染溶血性链球菌不谋而合。这一观点，对后世防治风心病着重于祛邪的理念产生了很大影响，尤其活动期风心病治疗多采用清湿热的方法。

◖改善风心病的食物

菠菜		富含胡萝卜素、维生素C和膳食纤维，可增强血管弹性
桃子		保持血管畅通，增强抵抗力
去皮鸭肉		富含不饱和脂肪酸，可保护心脏

◖按揉心俞、内关穴，调理风心病

用拇指在心俞、内关穴上按揉3～5分钟，有养心安神的功效，可以调补气血、改善风心病。

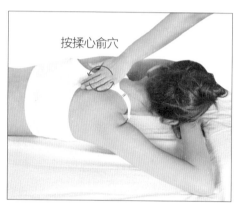

按揉心俞穴

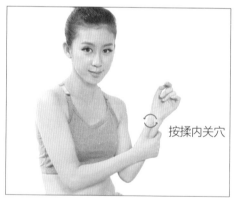

按揉内关穴

◖特效小验方

鲜桃汁

将200克水蜜桃洗净，去皮去核，切成小块，倒入榨汁机中榨汁饮用。可以保护心脏，增强抵抗力。

菠菜猪血汤　祛湿热，改善风心病

材料　猪血 300 克，菠菜 200 克。

调料　盐 2 克，姜片 8 克，葱花 5 克，香油少许。

做法

❶ 菠菜洗净，焯水后切段；猪血洗净后切块。

❷ 锅内放植物油烧热，炒香姜片、葱花，放适量开水、猪血块煮沸，加菠菜段稍煮，加盐、香油调味即可。

功效　菠菜可祛除体内湿热，猪血可养心安神。两者合用，可改善风心病症状。

小贴士

这道汤还有很好的补血作用。

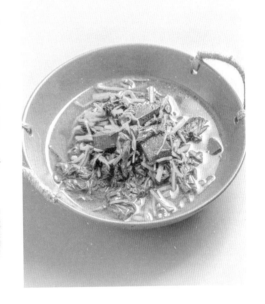

鸭肉拌黄瓜　清热祛湿，利尿

材料　鸭肉 100 克，黄瓜 200 克。

调料　蒜末、盐各适量，香油 3 克。

做法

❶ 鸭肉洗净，煮熟，撕成丝；黄瓜洗净，切成丝。

❷ 取盘，放入鸭丝和黄瓜丝，加盐、蒜末和香油拌匀即可。

功效　鸭肉性凉，有很好的清热祛湿作用。

小贴士

经过水煮这道程序，鸭肉的油脂已经大半溶入水中。

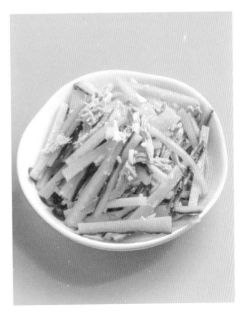

第九章　保卫心脑血管，远离威胁生命的『第一杀手』

脑卒中：控制高血压是关键

● 高血压是脑卒中最重要的危险因素

脑卒中俗称中风，又称脑血管意外，是由高血压和动脉粥样硬化引起脑血管损害的一种疾病。高血压是脑卒中最重要的危险因素，血压升高，长时间得不到控制，就会导致脑动脉硬化，管腔变窄或闭塞，导致脑卒中。

● 脑卒中的典型症状

一侧肢体出现麻木，伴随有头痛、头晕；一侧的视力出现问题或看物体时有重影。这都是脑卒中的最早征兆。出现了这些情况，一定要引起注意。

● "膏粱肥甘"是脑卒中的重要原因

《黄帝内经》曾指出肥胖、饮食肥甘与脑卒中关系十分密切，对后世防治脑卒中产生了很大影响。

● 改善脑卒中的食物

玉米	玉米中的油酸、亚油酸可降低高血压患者发生脑卒中的风险
芹菜	增加血管弹性，降低脑卒中发病率
醋	促进胆固醇排泄，降血压

● 按揉百会、合谷穴，改善脑卒中后遗症

用食指或拇指按揉百会、合谷穴，每穴按揉2~3分钟，可以促进脑部血液循环，改善脑卒中后遗症。

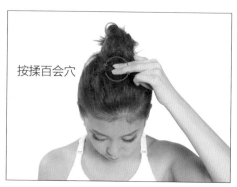

按揉百会穴

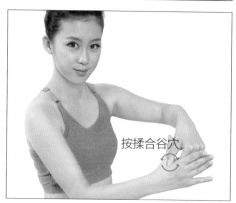

按揉合谷穴

● 特效小验方

三花茶

红花、菊花各10克，槐花5克。将这三味中药用沸水冲泡，加盖闷5分钟即可。常代茶饮用，可改善脑卒中后遗症。

玉米面发糕 降低血液胆固醇浓度，保持血管弹性

材料 面粉 250 克，玉米面 100 克，无核红枣 30 克，干酵母 4 克。

调料 白糖 3 克。

做法

❶ 将玉米面放入容器中，一边倒入开水，一边用筷子搅拌均匀；干酵母用水化开。

❷ 在搅好的玉米面中加入面粉，放水搅拌成黏稠的面糊，再放入酵母水和白糖拌匀；盖上保鲜膜，放在温暖的地方醒发至 2 倍大。

❸ 醒发后的面糊倒入刷好油的模具上，摆好红枣，放在蒸锅上大火烧开，转中火蒸 25 分钟即可。

❹ 将蒸熟的发糕出锅，稍微冷却，用刀切成块状即可食用。

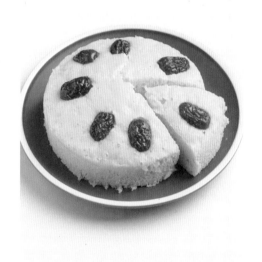

素炒金针菇 高钾低钠，保护血管

材料 金针菇 200 克，水发木耳 50 克。

调料 葱末、姜丝各 5 克，盐 2 克，植物油、高汤适量。

做法

❶ 金针菇洗净，去根；水发木耳洗净，撕小朵。

❷ 锅内倒植物油烧热，爆香葱末、姜丝，放木耳翻炒，下金针菇、盐、高汤翻炒至熟即可。

功效 金针菇是一种高钾低钠食品，可抑制血脂升高，降低胆固醇，预防脑卒中，从而减少心血管疾病的发生。

小贴士

金针菇用保鲜袋装好，存放在冰箱中冷藏，或浸泡在清水中，可保鲜 1~2 天。

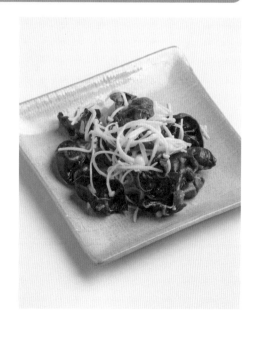

醋熘绿豆芽 软化血管，利尿排钠

材料 绿豆芽 300 克。

调料 醋、葱丝、姜丝各 5 克，盐、白糖、花椒各 2 克，植物油适量。

做法

❶ 绿豆芽洗净后用沸水快速焯一下，捞出过凉，沥干水分备用。

❷ 锅中植物油烧热，放入花椒炝锅，去掉花椒，再放入葱丝、姜丝爆香。

❸ 放入绿豆芽用大火快速翻炒，加盐、白糖、醋调味即可。

功效 绿豆芽有利尿排钠的功效，醋可以软化血管，增鲜提味控盐。

> **小贴士**
> 做这道菜，不要放太多的油和盐，要尽量保持其清淡的口味和爽脆的特点。

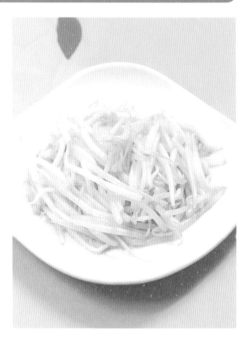

香菇油菜 减脂降压，预防动脉粥样硬化

材料 油菜 200 克，干香菇 20 克。

调料 盐、酱油各 2 克，植物油、水淀粉适量。

做法

❶ 油菜择洗干净，沥干；香菇用温水泡发，去蒂，挤干水分，切片。

❷ 炒锅置火上，倒植物油烧热，放入油菜，翻炒片刻，加盐调味，盛出待用。

❸ 锅置火上，倒油烧至五成热，放入香菇片翻炒均匀，然后调入酱油炒至香菇熟，用水淀粉勾芡，放入炒熟的油菜翻炒均匀即可。

功效 降低血胆固醇，降压降脂，预防脑卒中。

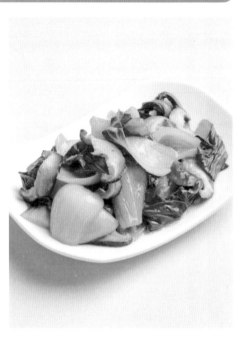

柏子仁 养心安神，润肠通便

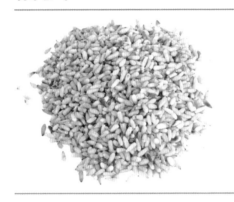

性味：性平，味甘。
归经：归心、肾、大肠经。
功效：养心安神，润肠通便。
药典摘要：柏子仁"香气透心，体润滋血"。
　　　　——《药品化义》

《神农本草经》将柏子仁列为上品，说它能治疗"心腹寒热，邪结气聚，四肢酸痛湿痹。久服安五脏，轻身延年"。《名医别录》还称其"补中，益肝气，坚筋骨"。

分辨人群

适用人群：阴血不足、虚烦失眠、心慌怔忡、肠燥便秘、阴虚盗汗者。

不宜人群：痰多、肺气上浮咳嗽、胃虚欲吐者；大便溏薄者。

选购标准

柏子仁以粒大饱满、颜色黄白、油润肥厚者为佳。

保存窍门

柏子仁宜放置在阴凉干燥处，宜在30℃以下保存，要防蛀、防热、防霉、防泛油变色。

养心食疗方推荐

柏子仁猪心汤

材料： 柏子仁10克，猪心1个。

调料： 盐、料酒各适量。

做法： 所有材料加适量的水，用小火煮至猪心熟烂，喝汤吃猪心。

功效： 养心安神，调理心慌、失眠。

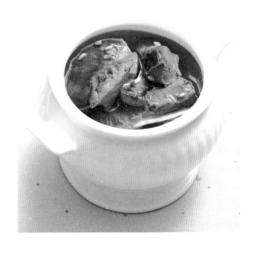

莲子 养心安神，补脾益肾

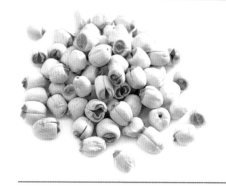

性味：性平，味甘涩。

归经：归脾、心、肾经。

功效：养心安神，益肾固精，强筋骨。

药典摘要：莲子"交心肾，厚肠胃，固精气，强筋骨，止虚损……"——《本草纲目》

莲子有养心安神、健脑益智、消除疲劳等方面的药用价值。历代医药典籍多有记载。现代药理研究也证实，莲子有强心、镇静、抗衰老等功效。

分辨人群

适用人群：脾虚久泻者，肾虚导致的遗精、带下者，心慌者。

不宜人群：感冒、胃胀、痔疮、大便秘结者。

选购标准

选购莲子以颗粒饱满、个大、颜色呈米黄色者为佳。

保存窍门

干莲子可干燥、密封保存。

养心食疗方推荐

银耳莲子羹

材料： 干银耳、莲子各20克，山药50克。

调料： 冰糖10克。

做法

1. 将银耳洗净，浸泡2小时，去蒂，撕成小朵；将莲子洗净，去心；山药洗净，去皮切片，待用。

2. 锅置火上，放入莲子、山药与银耳，倒入适量水，熬煮1小时至所有材料熟烂，加入冰糖调味即可。

功效： 补心血，治虚损。

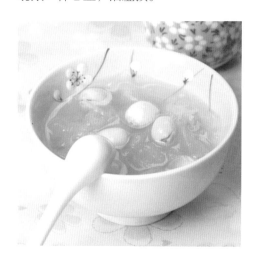

茯苓 宁心健脾，利水渗湿

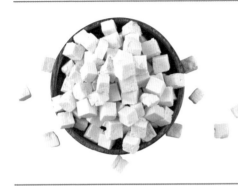

性味：性平，味甘、淡。

归经：归心、肺、脾、肾经。

功效：宁心安神，渗湿利尿，健脾和胃，降血脂，健脑。

药典摘要：茯苓"久服，安魂养神，不饥延年"。——《神农本草经》

茯苓是寄生在松树根上的菌类植物，形状像甘薯。《本草纲目》中称茯苓是由"松之神灵之气，伏结而成"。

分辨人群

适用人群：尿少水肿、脾虚食少、泄泻便溏、心神不宁、失眠惊悸者。

不宜人群：津液不足、口干咽燥、肾虚、小便过多、尿频遗精者。

选购标准

选购茯苓，以体重结实、外皮色棕褐、无裂隙、断面洁白而细腻，嚼之黏性强者为佳。

保存窍门

茯苓宜放置在阴凉处，防潮，不可过于干燥。

养心食疗方推荐

人参茯苓二米粥

材料： 小米、大米各50克，山药30克，茯苓15克，人参3克。

做法：

❶ 人参、茯苓、山药均洗净，焙干，研成细粉；小米、大米分别淘洗干净，大米用水浸泡30分钟。

❷ 锅置火上，倒入适量清水烧开，放入小米、大米，加入人参粉、茯苓粉、山药粉，用小火炖至米烂成粥即可。

功效： 补虚益气，健脾养胃。

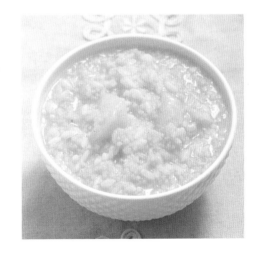

远志 安神益智，交通心肾

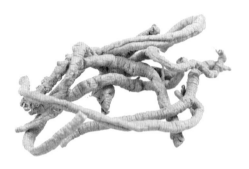

性味：性温，味苦、辛。

归经：归心、肾、肺经。

功效：安神益智，交通心肾，祛痰，消肿。

药典摘要：远志"定心气，止惊悸，益精，去心下膈气、皮肤中热、面目黄"。——《别录》

远志是金牛草的根，《神农本草经》记载：远志主咳逆伤中，补不足，除邪气，利九窍，益智慧，耳目聪明，不忘，强志倍力。

分辨人群

适用人群：用于心肾不交引起的失眠多梦、健忘惊悸、神志恍惚、咳痰、乳房肿痛者。

不宜人群：有实火或痰热者，有溃疡或胃炎者。

选购标准

选购远志，以根粗壮、皮厚者为佳。

保存窍门

远志宜放置在干燥、通风处保存为宜。

养心食疗方推荐

核桃远志饮

材料：远志9克，核桃肉12克，西洋参10克。

做法：将上述药物，水煎服用。

功效：健脑益智，改善记忆力下降。

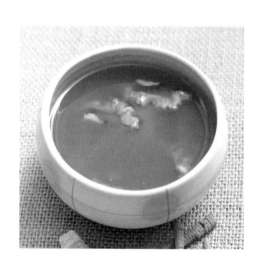

合欢皮 安神解郁，活血消肿

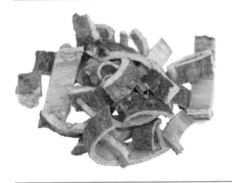

性味：性平，味甘。

归经：归心、肝、肺经。

功效：解郁安神，活血消肿，健脑，滋阴壮阳。

药典摘要：合欢"味甘平。主安五脏，利心志，令人欢乐无忧"。——《神农本草经》

合欢皮为豆科植物合欢的干燥树皮，呈卷曲筒状或半筒状，有解郁、和血、宁心、消痛肿之功。

分辨人群

适用人群：心神不安、忧郁失眠、疮肿、跌扑伤痛者。

不宜人群：溃疡病及胃炎患者，流汗不止、虚烦不眠者。

选购标准

合欢皮主要特征有四：一是树皮呈单卷状或槽状，灰褐色或灰绿色相间；二是皮具纵棱及分枝疤痕，密具点状或横向皮孔；三是内面黄白色具纵纹，断面纤维状或层片状；四是气微香，味微涩，嚼之有刺舌感。

保存窍门

合欢皮应放在干燥、阴凉处保存。

养心食疗方推荐

合欢皮母鸡汤

材料： 合欢皮12克，母鸡1只，菊花10克。

调料： 生姜5克，葱、盐各适量。

做法： 先放合欢皮垫底，再放母鸡、生姜、葱，最后放菊花，隔水炖2小时，加盐调味即可。

功效： 疏肝解郁，养心。

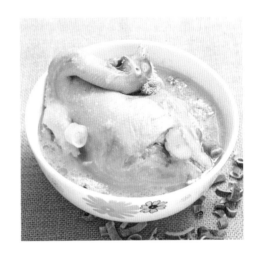

松子仁 养心又补肾

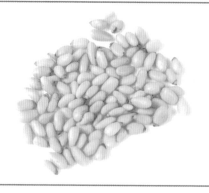

性味：性温，味甘。
归经：归肝、肺、大肠经。
功效：养心补肾，润肺，滑肠。
药典摘要：松子仁"味甘补血。血气充足，则五脏自润，发黑不饥"。——《本草经疏》

松子仁，即松树的种子。中医认为，松子仁有养心补肾、和血美肤、滑肠通便等功效。松子仁中的不饱和脂肪酸具有降低血脂、预防心血管疾病的作用。

分辨人群

适用人群：一般人皆可食用，尤其是老年人、女性、脑力劳动者。

不宜人群：胆囊功能严重不良者及痰多的患者慎食。

选购标准

选购松子仁时，尽量挑选个头较大的松子仁。

保存窍门

松子仁放时间长了，会有"油哈喇"味，就不要再食用了。可以事先将松子仁炒好，放在阴凉处保存，这样能延长松子仁存放时间。

养心食疗方推荐

松子仁粥

材料： 大米 100 克，松子仁 30 克。

做法：

❶ 松子仁洗净，沥干水；大米淘洗干净，浸泡 30 分钟。

❷ 锅置火上，加适量清水烧沸，放入松子仁和大米，用大火煮沸，转小火煮至粥黏稠即可。

功效： 补心肾，健脑益智。

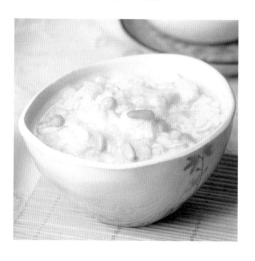